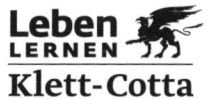

ZU DIESEM BUCH

Nicht immer ist der Schmerz »Hüter und Wachhund der Gesundheit«, der auf eine akute Verletzung oder Entzündung im Körper hinweist. Eine steigende Anzahl von Patienten leidet unter chronischem Schmerz, am häufigsten manifestiert als Rücken- oder Kopfschmerz, dem mit spezifischen Behandlungsmethoden begegnet werden muss. Das Buch beruht auf einem verhaltenstherapeutisch orientierten Konzept, das eine individuelle Diagnostik, Zielstellung und Interventionsplanung ins Zentrum stellt. Entsprechend ist das Buch so aufgebaut, dass sich die einzelnen Kapitel variabel und flexibel nutzen lassen und in verschiedenen Settings anwendbar sind, sowohl im ambulanten als auch im stationären Rahmen, sowohl im Einzel- als auch im Gruppenkontext. Das praxisorientierte Konzept ist nicht allein auf symptomspezifische Strategien und Interventionen begrenzt, sondern umfasst auch psychologisch-psychotherapeutische Maßnahmen, die auf auslösende und aufrechterhaltende Bedingungen der jeweiligen Schmerzstörung gerichtet sind.

Dr. phil. Barbara Glier ist Diplom-Psychologin und Psychologische Psychotherapeutin (Verhaltenstherapie) mit Zusatzausbildung in spezieller Schmerz-Psychotherapie. Sie ist seit dem 1.7.2007 niedergelassen in eigener psychotherapeutischer Praxis. Zuvor war sie leitende Psychologin der Internistisch-Pychosomatischen Fachklinik Hochsauerland in Schmallenberg-Bad Fredeburg. Sie ist weiterhin als Dozentin und Supervisorin in Aus- und Weiterbildung tätig.

Alle Bücher aus der Reihe ›Leben Lernen‹ finden Sie unter www.klett-cotta.de/lebenlernen

Barbara Glier

Chronischen Schmerz bewältigen

Verhaltenstherapeutische
Schmerzbehandlung

Klett-Cotta

Leben lernen 153

Klett-Cotta
www.klett-cotta.de
© 2010 by J. G. Cotta'sche Buchhandlung
Nachfolger GmbH, gegr. 1659, Stuttgart
Alle Rechte vorbehalten
Printed in Germany
Umschlag: Hemm & Mader, Stuttgart
Titelbild: © 2002 Gisela Schmeer
Gesetzt aus der Stempel Garamond
von Filmsatz Schröter GmbH, München
Gedruckt und gebunden von Kösel, Krugzell
ISBN 978-3-608-89103-4

Vierte Auflage, 2016

Bibliografische Information der Deutschen Nationalbibliothek
Die Deutsche Nationalibliothek verzeichnet diese Publikation in der
Deutschen Nationalbibliografie; detaillierte bibliografische Daten
sind im Internet unter <http.//dnb.d-nb.de> abrufbar.

Inhalt

Für einen ganz
besonderen Freund
und Begleiter
auf neuen Wegen

Vorwort zur 3. Auflage

Als dieses Buch im Jahre 2002 erstmals erschien, konnte ich auf über 15 Jahre praktischer und wissenschaftlicher Tätigkeit auf dem Gebiet verhaltenstherapeutischer Schmerzbehandlung zurückblicken. Als zu Anfang der achtziger Jahre im letzten Jahrhundert neue, in den USA entwickelte, verhaltensmedizinische Therapiekonzepte und Behandlungsformen für Patienten mit chronischen Schmerzstörungen auch in Deutschland »ankamen«, stand ich noch am Beginn meiner beruflichen Laufbahn als Klinische Psychologin. Die Internistisch-Psychosomatische Fachklinik Hochsauerland in Bad Fredeburg, in der ich damals arbeitete, war seinerzeit damit beschäftigt, zusätzlich zu dem üblichen Spektrum psychischer und psychosomatischer Indikationen für eine solche Einrichtung neue Behandlungsschwerpunkte zu entdecken und zu entwickeln. In dieser Situation ergab sich die günstige Gelegenheit, dass das Institut für Klinische Psychologie der Universität Düsseldorf unter der damaligen Leitung von Frau Prof. Dr. Birgit Kröner-Herwig auf der Suche war nach einem Kooperationspartner aus der klinischen Praxis für die Durchführung eines wissenschaftlichen Projektes zur verhaltensmedizinischen Diagnostik und Therapie bei chronischen Schmerzpatienten. Damit war für die Fachklinik Hochsauerland der Grundstein gelegt für einen neuen Behandlungsschwerpunkt und für mich persönlich der Weg in ein Spezialgebiet gebahnt, das mich seitdem nicht mehr losgelassen und in all den Jahren seinen Anreiz nicht verloren hat. Seitdem ich mich Mitte 2007 niedergelassen habe und in eigener psychotherapeutischer Praxis tätig bin, habe ich außerdem wertvolle Erfahrungen sammeln können in der ambulanten psychotherapeutischen Versorgung von Schmerzpatienten, die mir bestätigen, dass das zuvor kennengelernte stationäre Setting in überwiegender Gruppenform auch sehr gut auf ambulante Behandlung in Form von Einzeltherapie anwendbar ist. Hinzu kommt, dass ambulante Schmerzpsychotherapie den Vorteil einer längerfristigen Begleitung ermöglicht und hierüber Effekte erzeugt werden können, die im stationären Setting wegen der Kürze der Aufenthaltsdauer nicht erzielt werden können.

Ein weiteres Standbein meiner Tätigkeit, die Supervision und Fort- und Weiterbildung von Kollegen[1] auf dem Gebiet der verhaltens- therapeutischen Schmerztherapie, ist für mich mittlerweile nicht mehr wegzudenken und zu einer wichtigen Ressource geworden. Wenn ich auf die zahlreichen Seminare zurückblicke, in denen ich psychologische Schmerzbewältigungstrainings angeboten habe, wird mir bewusst, wie vieles von dem, was ich in mein Buch auf- genommen habe, im Laufe der Jahre im Austausch mit interes- sierten, diskussionsfreudigen und kritischen Kollegen gereift ist. Dafür möchte ich schon an dieser Stelle meinen herzlichen Dank sagen.

Bücher über psychologische Schmerztherapie oder psychothera- peutische Schmerzbehandlung existieren bereits. Insofern ist es wichtig hervorzuheben, worin das besondere Profil des vorliegen- den Buches besteht und wodurch es sich von anderen Schmerz- publikationen unterscheidet:

Es wendet sich in erster Linie an diejenigen Therapeuten, die an- stelle eines manualisierten Vorgehens mit ihren Schmerzpatienten ein *einzelfallorientiertes* Konzept mit *individueller* Diagnostik, Zielstellung und Interventionsplanung entwickeln wollen.

Es ist dementsprechend so konzipiert worden, dass sich die einzel- nen Kapitel *variabel* und *flexibel* nutzen lassen und in *verschie- denen Settings* anwendbar sind, sowohl im *ambulanten* als auch *stationären* Rahmen, sowohl im *Einzel-* als auch im *Gruppen- kontext.*

Es ist vom Behandlungsansatz nicht allein auf *symptomspezifische* Strategien und Interventionen begrenzt, sondern umfasst *auch psychologisch-psychotherapeutische* Maßnahmen, die im Kontext der jeweiligen Schmerzstörung für auslösende und aufrechterhal- tende Bedingungen oder *assoziierte Problembereiche* benötigt wer- den.

Es ist in erster Linie *praxisorientiert* und für die *therapeutische Anwendung* gedacht. Es soll vor allem praktische Hilfen für den therapeutischen Einsatz bieten. Aus dieser Absicht heraus ent-

---

[1] Der Lesbarkeit und Kürze halber benutze ich die männliche Form für Personenbezeichnungen.

halten viele Kapitel Vorschläge für therapeutische Instruktionen, Arbeits- oder Aufgabenblätter für Patienten oder genaue Beschreibungen therapeutischer Interventionen.

Es wendet sich primär an psychologische und ärztliche Kollegen, die sich für den *verhaltenstherapeutischen* Ansatz in der Therapie chronischer Schmerzpatienten interessieren und sich auf diesem Gebiet *fort-* oder *weiterbilden* möchten oder sich möglicherweise auch in der Ausbildung zum »Psychologischen Schmerztherapeuten« befinden.

Diejenigen, die in ihrer psychotherapeutischen Arbeit einen *tiefenpsychologisch-psychodynamischen* Ansatz bevorzugen, möchte ich mit meinem Buch einladen, über ihren »Tellerrand« zu schauen und Brückenschläge zwischen vermeintlich unvereinbaren Welten zu entdecken. Ich selbst hatte aus meiner verhaltenstherapeutischen Richtung heraus bereits etliche Gelegenheiten dazu und habe sie an anderer Stelle ausführlicher dargestellt.

Es ist darüberhinaus aber auch für solche Berufsgruppen empfehlenswert, die sich *Kooperationswissen* und *Interaktionskompetenz* für die interdisziplinäre Zusammenarbeit in der Behandlung von Schmerzpatienten aneignen möchten, beispielsweise Sport- und Bewegungstherapeuten oder Physiotherapeuten.

Ein solches Buch ist nicht allein mein Werk, sondern hat viele Helfer. Danken möchte ich den vielen Schmerzpatienten, die mir beharrlich den Weg der kleinen Schritte gewiesen und mir immer wieder das Machbare aufgezeigt haben. Dank gebührt aber auch den vielen Kollegen, die mich mit fruchtbaren Anregungen und konstruktiven Diskussionen in all den Jahren begleitet haben, insbesondere die Kollegen der Fachklinik Hochsauerland, die an unzähligen Stellen dieses Buches mitgewirkt haben. Frau Dr. Christine Treml vom Verlag Klett-Cotta, die das Manuskript lektoriert hat, möchte ich vor allem danken für ihre ermutigende und angenehm beharrliche Begleitung. Und nicht zuletzt hätte dieses Buch nicht ohne die Unterstützung und das Verständnis meines Mannes verwirklicht werden können, denn so ein Werk entsteht nicht aus dem gewöhnlichen Arbeitsalltag heraus, sondern hat so manches Wochenende beansprucht. Dafür bin ich ihm zu großem Dank verpflichtet.

Barbara Glier

1. Chronische Schmerzstörungen

1.1 Der Schmerz –
Alarmsignal und chronisches Leiden

Jeder von uns hat ihn schon gespürt: Kurz und scharf, wenn das Küchenmesser abrutscht, oder dumpf und über viele Stunden andauernd, wenn ein Loch im Zahn einen Nerv freigelegt hat, oder pochend unter der Schädeldecke, wenn man nach einem hektischen Arbeitstag zu Hause ankommt. Wenn von Schmerzen die Rede ist, kann jeder eine Vorstellung damit verbinden, weil jeder schon mal Schmerzen erlebt hat.

Schmerzen sind aus stammesgeschichtlicher Betrachtung ein »uraltes« Phänomen und zählen zu den frühesten und häufigsten Erfahrungen eines jeden Menschen. Demnach kommt Schmerzen eine überlebenswichtige Bedeutung zu. Wir verfügen mit unserem Schmerzsystem sozusagen über eine innere, »hauseigene« Alarmanlage, die uns aufschreckt, wenn etwas nicht in Ordnung ist, und uns veranlasst, die Ursache ausfindig zu machen und abzustellen. Wenn wir uns beispielsweise verletzen und Schmerzen verspüren, oder wenn wir Zahnschmerzen bekommen und auf der Suche nach der Ursache ein Loch in einem Zahn ertasten, oder wenn wir nach einer durchzechten Nacht mit Kopfschmerzen aufwachen, wissen wir in der Regel, worum es geht und was wir zu tun haben. Gegebenenfalls suchen wir einen Arzt auf, der mit seiner Fachkompetenz die Ursache für die Schmerzen ausfindig machen und beseitigen soll. Damit hat der Schmerz als »Hüter«, als »Wachhund« unserer Gesundheit seinen Sinn und Zweck erfüllt.

Die gerade beschriebenen Merkmale sind Kennzeichen **akuter Schmerzen**. Sie sind zumeist umschrieben lokalisierbar, zeitlich begrenzt und werden in der Regel durch klar bestimmbare äußere bzw. innere noxische Stimuli ausgelöst (z. B. Verletzung oder Entzündung). Akuten Schmerzen kommt die Aufgabe zu, einen aktuellen oder potenziellen Gewebeschaden zu signalisieren *(Warnfunktion)* und entsprechende Reaktionen zur Beseitigung oder Verhütung der Gefahr in Gang zu bringen *(Schutzfunktion)*. Hierbei kann man je nach Organisationsebene im menschlichen Organismus *nozifensive Reflexe* (z. B. Wegziehen der Hand bei Berührung eines heißen Gegenstandes), *konditioniertes Verhalten* (z. B. Vermeidungsverhalten nach Kontakt mit schmerzerzeugendem Reiz, gemäß dem Motto »ein gebranntes Kind scheut das Feuer«) und *zielgerichtete Handlungen* (z. B. Versorgung einer Wunde, Einnahme eines Medikaments) unterscheiden (s. Tab. 1). Darüber hinaus erfüllen akute Schmerzen auch eine *Rehabilitationsfunktion*, indem sie bei schweren Erkrankungen, nach Unfällen oder nach Operationen zu Ruhe und Schonung zwingen. Von psychischer Seite dominieren vor allem bei starken Schmerzzuständen sinnvollerweise Schreck- oder Angstreaktionen, die damit eine wichtige Motivationsquelle für zielgerichtetes, schützendes Handeln bilden. Warn-, Schutz- und Rehabilitationsfunktion des akuten Schmerzes dienen letztlich der Erhaltung der körperlichen Unversehrtheit bzw. der Funktionsfähigkeit des Organismus.

Akuter Schmerz

➤ »Alarmsignal«, »Schadenfrühwarnsystem«, meldet aktuelle oder potenzielle Gewebsschädigung (Alarmfunktion)
➤ löst Verhalten aus zur Beseitigung oder Verhütung der Gefahr (Schutzfunktion)
  ▶ nozifensive Reflexe
  ▶ konditioniertes Verhalten
  ▶ zielgerichtete Handlungen
➤ löst ggf. heilungsförderndes Verhalten aus (Rehabilitationsfunktion)
➤ psychische Reaktionen: Schreck, Angst → Motivation für zielgerichtetes Handeln

Chronische Schmerzen

➤ keine Funktion als Warn-, Schutz- oder Rehabilitationssignal
➤ Verhaltensreaktionen können die Schmerzursache nicht beseitigen
➤ daraus folgen langfristige psychische, psychosoziale und physiologische Fehlanpassungen:
  ▶ Angst, Depression, Hilflosigkeit
  ▶ Soziale Isolation, Leistungseinschränkungen, Arbeitsplatzprobleme
  ▶ Mobilitätsverluste, Funktionseinschränkungen

Tabelle 1: Unterschiede zwischen akuten und chronischen Schmerzen

Diese Bedeutungen sind bei **chronischen Schmerzen** nicht bzw. nicht mehr gegeben. Unter chronischen Schmerzen werden anhaltende oder wiederkehrende Schmerzen verstanden, die laut traditioneller Definition seit mindestens sechs Monaten bestehen. Kritik an der ausschließlichen Bezugnahme auf das zeitliche Kriterium haben zu neueren Konzepten geführt, die Chronifizierung als Prozess betrachten, an dem auch psychische und soziale Faktoren beteiligt sind (siehe auch Kap. 1.3).

Chronischer Schmerz weist in aller Regel nicht mehr auf eine aktuell vorhandene Schädigung des Körpers hin, die gezielt beseitigt werden könnte, noch gibt er Hinweise auf eine drohende Schädigung, die durch entsprechende Maßnahmen zu verhindern wäre. Aus der wichtigen Warnfunktion des Schmerzes wird somit häufig ein »falscher Alarm«. Auch die sinnvolle Rehabilitationsfunktion des akuten Schmerzes kann sich im Falle chronischer Schmerzen in das Paradox schmerzbegünstigenden Verhaltens verkehren, denkt man beispielsweise an Schon- und Vermeidungsverhalten, das sich bei Patienten mit chronisch-unspezifischen Rückenschmerzen z. B. kontraproduktiv auswirkt.

Allerdings sind chronische Schmerzen entgegen früherer Ansichten auch nicht sinnlos. Moderne Schmerzkonzepte betrachten Schmerz im Rahmen eines komplexen Regulationssystems und Schmerzchronifizierung als Funktionsstörung, die sich auf unterschiedlichen Ebenen oder in unterschiedlichen Regelkreisen manifestieren kann (Zimmermann, 2007).

Chronischer Schmerz ist im Unterschied zum akuten Schmerz nicht mehr nur Begleiterscheinung einer Erkrankung, sondern entwickelt sich häufig zu einem *eigenständigen Störungsbild*, zum chronischen Leiden, das auf der *subjektiven Erlebnisseite* zumeist gekennzeichnet ist durch eine Mischung aus Angst, Hilflosigkeit, Hoffnungslosigkeit oder Resignation bis hin zu Verzweiflung angesichts der Konfrontation mit unvorhersehbar und unkontrollierbar erlebten, aversiven Empfindungen und der Erfahrung, dass bislang wirksame Maßnahmen die Schmerzursache nicht beseitigen können.

Unter *Verhaltensaspekten* kann es zur Entwicklung körperlichen Schonverhaltens kommen, zu sozialem Rückzug, Verringerung von Freizeitaktivitäten, missbräuchlichem Umgang mit Medikamenten, häufiger (oft erfolgloser) Inanspruchnahme medizinischer Maßnahmen und Beeinträchtigungen in der sozialen Kommunikation und Interaktion.

Sturm und Zielke (1988) haben für die Merkmale eines solchen Erlebens- und Verhaltensmusters den Begriff des »*chronischen Krankheitsverhaltens*« geprägt (s. Tab. 2), zu verstehen als das Ergebnis eines inadäquaten, fehlangepassten Umgangs mit einer chronischen Störung und den sie begleitenden Beschwerden, Beeinträchtigungen und Belastungen.

➤ zunehmende Passivität und Hilflosigkeit
➤ Verlust an Selbsthilfemöglichkeiten
➤ zunehmende Inanspruchnahme medizinisch-diagnostischer Maßnahmen
➤ Verlust an Vertrauen in die Funktionstüchtigkeit des eigenen Körpers (physische Bedrohung)
➤ Verlust an Vertrauen in die psychische Funktionstüchtigkeit der eigenen Person (Selbstwertbedrohung)
➤ körperliches Schonverhalten – körperlicher Trainingsmangel
➤ psychisches und soziales Schonverhalten – sozialer Trainingsmangel
➤ Einschränkungen passiver Entspannungsmöglichkeiten
➤ soziale Beziehung durch Krankenrolle stabilisiert
➤ erhöhter Verfügbarkeitsdruck nach medizinischen Interventionen
➤ Missbrauch von Medikamenten bzw. Abhängigkeitsgefährdung
➤ zunehmende Abhängigkeit vom medizinischen Versorgungssystem

Tabelle 2: Verhaltensmerkmale bei chronischem Krankheitsverhalten (Sturm u. Zielke, 1988)

An dem Scheitern solcher Anpassungsprozesse sind zumeist auch *iatrogene Chronifizierungsfaktoren* beteiligt, die zum großen Teil darauf zurückzuführen sind, dass chronische Schmerzen diagnostisch und therapeutisch nicht von akuten Schmerzen unterschieden werden. Chronische Schmerzen müssen sich zwangsläufig als therapieresistent erweisen, wenn sie wie eine akute Erkrankung behandelt werden, diese aber längst nicht mehr die Ursache der Beschwerden ist (s. auch Kap. 1.3).

1.2 Epidemiologie und gesundheitspolitische Relevanz

Schätzungen zufolge leiden in Deutschland ca. 7–8 Millionen Menschen an behandlungsbedürftigen chronischen Schmerzstörungen (Kröner-Herwig u. Hoefert, 1999).

Rückenschmerzen nehmen unter den Lokalisationen chronischer Schmerzen die führende Position ein (Punktprävalenz zwischen 12 und 25%), wobei sie sich nur selten einer sicheren somatologischen Ätiologie oder Diagnose zuordnen lassen, somit eher unspezifisch sind. Untersuchungen aus verschiedenen europäischen Ländern weisen auf einen geradezu explosionsartigen Anstieg chronisch-unspezifischer Rückenschmerzen hin. Raspe und Kohlmann (1993) sprechen angesichts dieser Entwicklung von der »Epidemie unserer Tage«.

Kopf- und Gesichtsschmerzen gehören ebenfalls zu den häufiger vorkommenden Beschwerden. Die chronisch-persistierenden bzw. chronisch-rezidivierenden Formen erreichen aber nur die Hälfte der Prävalenz chronischer Rückenschmerzen (4–7%). Alarmierend ist indessen die Zunahme chronischer Kopfschmerzen bei Kindern und Jugendlichen und die damit eng in Verbindung stehende Entwicklung und Ausbreitung von Medikamentenmissbrauch in einem frühen Lebensabschnitt.

Chronische Schmerzstörungen verursachen enorme volkswirtschaftliche Kosten und gehören heute zu den gesundheits- und sozialpolitisch bedeutsamen Problemthemen ersten Ranges. Chronische Rückenschmerzen bilden gegenwärtig den häufigsten Grund für Krankschreibungen und Fehlzeiten am Arbeitsplatz, machen 18% aller vorzeitigen Berentungsfälle wegen verminderter Erwerbsfähigkeit aus und stellen mehr als 30% aller Fälle stationärer Rehabilitationsmaßnahmen dar (Raspe u. Kohlmann, 1998). Nach neueren Schätzungen verursachen Rückenschmerzen in Deutschland jährliche Kosten in Höhe von ca. 17,5 Milliarden Euro, wobei nur ca. ein Drittel dieser Summe durch direkte Kosten, also Behandlungskosten, verursacht wird, und mehr als zwei Drittel durch indirekte Kosten entstehen, d. h. durch die finanzielle Kompensation von Arbeitsunfähigkeit.

Unter den meistverkauften Arzneimitteln rangieren Schmerzmittel alljährlich mit großem Abstand an der Spitze. Besonders auffallend ist der hohe Anteil der Selbstmedikation mit Analgetika: Annähernd 70% aller Schmerzmittel werden ohne Rezept verkauft (Glaeske, 1999). An erster Stelle sind immer noch koffeinhaltige Kombinationspräparate zu finden, die wegen ihres Gewöhnungs- und Missbrauchspotenzials bekannt und umstritten sind (s. auch Kap. 12). Nach Schätzungen der Europäischen Gesellschaft für Dialyse und Transplantation (ECTA) dürfte bei 10–25% aller Dialysepatienten ein Analgetikaabusus vorangegangen sein. Die Behandlung solcher »Nebenwirkungen« belastet die Ausgaben der Krankenkassen nachhaltig.

1.3 Faktoren und Dimensionen der Chronifizierung von Schmerzen

Entsprechend der sozioökonomischen und gesundheitspolitischen Relevanz chronischer Schmerzstörungen gewinnt die Frage nach **Risikofaktoren** für eine Chronifizierung von Schmerzen zunehmende Bedeutung.

Folgt man hierzu dem aktuellen Stand der Forschung (Basler, 1994; Hasenbring u. Pfingsten, 2007), müssen Entstehungsbedingungen für Chronifizierung in einem *multifaktoriellen Gefüge* diskutiert werden, das sich aus *drei sich wechselseitig beeinflussenden Faktorenkomplexen* zusammensetzt (s. Abb. 1).

Hiernach sind sowohl auf *Patienten-* als auch auf *ärztlich-therapeutischer* Seite Chronifizierungsfaktoren zu finden, die darüber hinaus noch durch übergeordnete *gesundheits-, wirtschafts- und arbeitsmarktpolitische Strukturen* beeinflusst werden.

Auf **Patientenseite** sind vor allem Probleme zu benennen, die aus maladaptiver Krankheitsverarbeitung und dysfunktionalen subjektiven Krankheits- und Behandlungsmodellen herrühren. Hier kommt vor allen Dingen psychischen Faktoren des Schmerzerlebens und der Schmerzverarbeitung eine besondere Bedeutung zu.

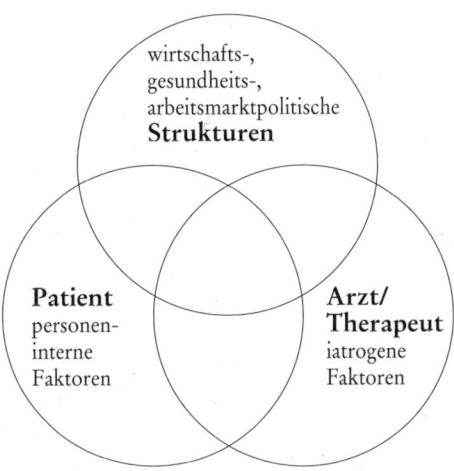

Abbildung 1: Allgemeine Faktoren der Schmerzchronifizierung

Insgesamt betrachtet geht es hier vor allem um den Einfluss emotionaler Stimmung, schmerzbezogener Kognitionen und Schmerzbewältigungsstrategien auf die Schmerzchronifizierung (s. Tab. 3).

➤ emotionale Stimmung

➤ schmerzbezogene Kognitionen
 ◗ Katastrophisieren
 ◗ Hilf-/Hoffnungslosigkeit
 ◗ Bagatellisieren
 ◗ Fear-avoidance-beliefs

➤ Schmerzbewältigungsstrategien
 ◗ Vermeidungsstrategien
 ◗ Durchhaltestrategien
 ◗ Nicht-verbales Ausdrucksverhalten

Tabelle 3: Psychische Faktoren der Schmerzchronifizierung

Bekannt ist das überzufällig häufige gemeinsame Auftreten von chronischen Schmerzen und *Depressivität*. Empirische Studien an Rückenschmerzpatienten belegen, dass dieser Zusammenhang nicht erst im Verlauf der Chronifizierung, sondern auch bereits zu Beginn der Schmerzentstehung zu finden ist (Hasenbring et al., 2001).

Zum Einfluss *emotionaler Stimmung* hat Hasenbring in ihren Untersuchungen an Patienten mit lumbalem Bandscheibenvorfall und radikulärer Schmerzsymptomatik belegen können, dass bei gleichzeitigem Vorliegen einer depressiven Stimmungslage in über 80% der Fälle davon auszugehen ist, dass der Betroffene von einer Operation allein nicht profitiert, sondern ein chronisches Schmerz-bild entwickeln wird (Hasenbring, 1992). Aus dem Wissen um De-pressivität und chronische Alltagsbelastungen kann heutzutage für Patienten mit primär bandscheibenbedingten Schmerzen mit einer Vorhersagegenauigkeit von über 80% prognostiziert werden, ob es sechs Monate nach Behandlungsende zu einer Frühberentung kommt oder nicht. Auch für den Chronifizierungsverlauf nach akuten *unspezifischen* Rückenschmerzen erwies sich die aktuelle depressive Stimmungslage als signifikanter Risikofaktor.

Unter den schmerzbezogenen *Kognitionen* zählen vor allem **Ka-tastrophisieren** (*»Diese Schmerzen machen mich noch verrückt«*) und *Hilf- und Hoffnungslosigkeit* (*»Egal, was ich auch tue, ich kann doch nichts an meinen Schmerzen ändern«*) zu relevanten Risikofaktoren für eine Schmerzchronifizierung, weil sie mit einer Überbewertung der Schmerzerfahrung einhergehen können. An-dererseits zählen hierzu aber auch Kognitionen des *Bagatellisierens* (*»Das bisschen Schmerz wird schon nicht so schlimm sein, reiß dich zusammen«*), die zu einer Unterbewertung der Schmerzerfahrung führen können (Hasenbring, 1992).

Zu den am häufigsten untersuchten krankheitsbezogenen Meta-Kognitionen gehören die sog. *Fear-avoidance-beliefs:* kognitiv-emotionale Bewertungen über den Zusammenhang zwischen kör-perlicher Bewegung bzw. Belastung und dem Auftreten von Schmerzen, aus denen angstmotiviertes Vermeidungsverhalten re-sultiert (*»Körperliche Aktivitäten verstärken meine Schmerzen«* / *»Meine Arbeit verschlimmert meinen Schmerz«*). Wir wissen aus einschlägigen Untersuchungen an Patienten mit chronisch-unspe-zifischen Rückenschmerzen (Waddell et al., 1993; Pfingsten et al., 1997), dass die Ausprägung und Veränderbarkeit solcher dysfunktionaler Kognitionen der wesentliche Prädiktor für die Frage der Rückkehr an den Arbeitsplatz bilden. Dies steht in guter Übereinstimmung mit Untersuchungsergebnissen zu Risikofaktoren für Frühberentung und mangelnde Wiedereingliederung ins Erwerbsleben, die besagen, dass es weniger die objektiv feststellbaren Schädigungen und Fähigkeitsstörungen sind, die über die Rückkehr von Rehabilitanden an den Arbeitsplatz entscheiden, sondern deren *subjektive Arbeitsprognose (»Ich glaube nicht, dass ich meine zuletzt ausgeübte Arbeitstätigkeit jemals wieder aufnehmen kann«)* (Pfingsten et al., 1997).

Bei den *Schmerzbewältigungsstrategien* kommt dem *Vermeidungsverhalten* eine herausragende Bedeutung als Chronifizierungsfaktor zu. Vermeidung körperlicher Aktivitäten (Schonverhalten) führt bekanntermaßen über Minderbeanspruchung von Muskulatur zu Muskelatrophie und Dysbalance, die ihrerseits schmerzverstärkende neurophysiologische Sensibilisierungsprozesse triggern können. Vermeidung sozialer Aktivitäten führt längerfristig zu einem Verlust primärer Verstärker und zur Unterlassung schmerzinkompatiblen Verhaltens. Folglich wird auch die Entwicklung depressiver Stimmungslagen begünstigt. Hasenbring (1992) zufolge muss man zu den Chronifizierungsfaktoren auf der Ebene der individuellen Schmerzbewältigung noch die sog. *Durchhaltestrategien* (»Zähne zusammenbeißen«) hinzufügen. Im Hinblick auf die Kommunikation von Schmerzen hat sich weiterhin das nicht-verbale Ausdrucksverhalten gegenüber bedeutsamen Bezugspersonen (»sich den Schmerz nicht anmerken lassen«) als Risikofaktor für Schmerzchronifizierung erwiesen (Hasenbring et al., 2001).

Auf **ärztlich-therapeutischer Seite** begünstigt eine immer noch stark vertretene einseitige organmedizinische Ausrichtung in Schmerzdiagnostik und -therapie und demgegenüber ungenügende Berücksichtigung von Schmerzerleben, -verhalten und schmerzbezogener subjektiver Beeinträchtigung Chronifizierungsentwicklungen, die beim Patienten im ungünstigsten Fall zu iatrogener Fixierung auf somatische Diagnostik und Therapie führen können. *»People dislike uncertainty and fear the unknown. We search for the meaning of strange events as the first stage of control.«* Diese Feststellung des Orthopäden Waddell aus dem Jahre 1991 verweist auf die gängige und für akute Schmerzen durchaus notwendige Praxis, durch Klärung der Ätiologie, die diagnostische »Objektivierung«, eine erste Reduktion von Unsicherheit zu erreichen. Probleme werden allerdings zu erwarten sein, wenn eine solche Praxis auch auf chronische Schmerzen übertragen und wiederholt versucht wird, durch somatische Diagnostik die Beschwerden »beweisen« zu wollen. Die Chancen der Patienten, dass der Arzt bei diesem als »hunting the cause« bezeichneten Prozess »etwas Richtiges findet«, sind niedrig. Das Verhalten des Diagnostikers hat jedoch auf Seiten der Patienten gravierende Konsequenzen: Krankheitsverhalten und Krankheitsüberzeugungen, die sich in diesem Kontext entwickelt haben, können äußerst resistent gegenüber Veränderungen werden. Die scheinbar »hypochondrische« Reaktion von Patienten, die trotz der Versicherung, dass »alles in Ordnung« sei, weiterhin skeptisch bleiben und die Überzeugung beibehalten, somatisch krank zu sein, kann auch als das Ergebnis einer solchen Konditionierung gesehen werden.

Raspe und Kohlmann (1998) versuchen das Problem der iatrogenen Chronifizierung von Schmerzen, speziell der sog. unspezifischen Rückenschmerzen, auch daran aufzuzeigen, wie häufig hierzulande Röntgenaufnahmen angefertigt werden. Anhand von kassenärztlichen Abrechnungsdaten lässt sich belegen, dass etwa die Hälfte der Versicherten mit chronisch unspezifischen Rückenschmerzen jährlich geröntgt wird, häufig wahrscheinlich in der Vermutung, man müsse immer wieder »etwas Ernstzunehmendes« ausschließen. Neben allen Kosten und einer unnötigen Strahlenexposition betonen auch Raspe und Kohlmann hierbei den Aspekt der somatischen Fixierung, der durch diese Prozedur begünstigt werden kann: Den Patienten wird im Grunde genommen durch die gewählten diagnostischen Verfahren (Röntgen) und die anschließenden therapeutischen Maßnahmen (überwiegend Injektionsbehandlungen) unausgesprochen mitgeteilt, dass ihre Rückenschmerzen eine lokalpathologische Basis hätten. Systemische Bezüge werden ausgeblendet. Wirksame Verfahren, die auf die gesamte Person zielen, kommen nicht zum Einsatz. Rückenschmerzen erscheinen stattdessen als regionale Störung, die regional abgeklärt und behandelt werden muss.

Ein weiterer eng damit verbundener Kritikpunkt besteht darin, dass mit einer ausschließlichen Diagnoseorientierung nichts über das tatsächliche Ausmaß an Funktionseinschränkungen oder Fähigkeitsstörungen eines Schmerzbetroffenen in Alltag und Beruf ausgesagt wird. Die gerade angesprochene Perspektive wird spätestens dann relevant, wenn man als Arzt oder Therapeut sozialmedizinische Fragestellungen zu beantworten hat, z. B. bei der Beurteilung von Arbeitsfähigkeit oder der Einschätzung des erwerbsbezogenen Leistungsvermögens. Für sozialmedizinische Aufgaben wird im Falle chronischer Schmerzstörungen dem Schmerz*erleben* und Schmerz*verhalten* immer noch zu wenig Aufmerksamkeit geschenkt. Dabei existiert mittlerweile eine hinreichende Auswahl psychometrischer Instrumente von hoher Qualität (vgl. die Empfehlungen der Arbeitsgruppe »Qualitätssicherung in der psychologischen Schmerztherapie« der Deutschen Gesellschaft zum Studium des Schmerzes [DGSS], Körner-Herwig et al., 1996; Glier et al., 1996), mit denen neben relevanten somatischen Aspekten immer auch Angaben zur Schmerzverarbeitung, zum Schmerzverhalten und -ausdruck, zu schmerzbedingten Behinderungen oder psychischen Beeinträchtigungen und zu Schmerzbewältigungsstrategien erfasst werden können, und dies sogar auf relativ ökonomische Weise für Behandler und Patient gleichermaßen (s. auch Kap. 3).

Ein weiterer Chronifizierungsfaktor auf ärztlich-therapeutischer Seite besteht in der oftmals ungenügenden Beachtung der *beruflichen und arbeitsplatzbezogenen Situation* eines Schmerzpatienten. Chronische Schmerzstörungen werden in ihrer Entwicklung häufig durch mentale und soziale Stress- und Belastungsfaktoren am Arbeitsplatz begünstigt und aufrechterhalten. Eine beeindruckende Untersuchungen hierzu ist die sog. »Boeing-Studie« (Bigos et al. 1991). Bei über 3000 Beschäftigten des genannten Flugzeugherstellers wurden verschiedene medizinische und psychologische Daten und Arbeitsplatzmerkmale erhoben. Über einen Zeitraum von vier Jahren wurde anschließend registriert, welche Personen Kreuzschmerzen entwickelten. Der entscheidende Faktor war nun überraschenderweise nicht die körperliche Belastung bei der Arbeit, sondern die Zufriedenheit am Arbeitsplatz: Personen, die mit den Beziehungen zu Kollegen und den Arbeitsaufgaben unzufrieden waren, hatten ein mehr als zweifach höheres Erkrankungsrisiko.

Nicht zuletzt bestehen relevante Chronifizierungsfaktoren auch in Gestalt von **strukturellen gesundheits-, wirtschafts- und arbeitsmarktpolitischen Problemen** (s. Abb. 1). Hierunter fällt z. B. eine Versorgungsstruktur, die immer noch durch einen Mangel an speziellen Behandlungsplätzen für Schmerzpatienten gekennzeichnet ist, wodurch rechtzeitig eingeleitete Therapie- und Rehabilitationsmaßnahmen zur Verhinderung von Chronifizierung nicht greifen können. Wir wissen zudem, dass länger dauernde Arbeitsunfähigkeitszeiten in Rentenentwicklungen übergehen. Folgt man hierzu den Langzeitverlaufsanalysen der Rentenversicherungsträger, so steigt die Wahrscheinlichkeit einer Frühberentung um mehr als das Doppelte, wenn ein Arbeitsunfähigkeits-Zeitraum von drei Monaten vor Antritt einer stationären Rehabilitations-Maßnahme überschritten wird. So die Zahlen des Verbandes Deutscher Rentenversicherungsträger (VDR) für Versicherte mit orthopädisch-rheumatologischen Erkrankungen.

Aus der Perspektive des *Arbeitsmarktes* präsentiert sich eine Problemsituation, die durch zunehmenden Stellenabbau und weitreichende Umstrukturierungen gekennzeichnet ist, die viele, insbesondere ältere, Berufstätige in ihren Anpassungsfähigkeiten überfordert und eine Regression in eine Krankheits- und Rentenentwicklung auslöst, die zudem häufig von Arbeitgebern oder Arbeitsämtern noch unterstützt wird. Außerdem ist gerade die angespannte Arbeitssituation für viele der wesentliche Grund, eine Rehabilitations-Maßnahme nicht zu beantragen, obwohl eine Rehabilitations-Bedürftigkeit besteht, weil sie befürchten, durch eine Inanspruchnahme den Arbeitsplatz zu gefährden.

2. Leitlinien und Wesensmerkmale verhaltenstherapeutischer Schmerzbehandlung

Die Leitlinien verhaltenstherapeutischer Schmerzbehandlung stehen in hoher Übereinstimmung mit den Kennzeichen *verhaltensmedizinischer* Schmerztherapie. Verhaltensmedizin meint die Erforschung und Anwendung zentraler Prinzipien der klinischen Verhaltenstherapie bei der Behandlung medizinischer Problemstellungen. Insofern stehen die Begriffe Verhaltenstherapie und Verhaltensmedizin im Folgenden für korrespondierende Sachverhalte.

• Schmerz ist nach verhaltensmedizinischer Auffassung ein *komplexes subjektives Phänomen*, das sich nach Birbaumer (1984) auf *drei verschiedenen Reaktionsebenen* erfassen lässt:

➤ die **kognitiv-emotionale** oder **subjektive** Ebene, die die Wahrnehmung und Bewertung, das Erleben und Empfinden von Schmerzen umfasst,

➤ die **behaviorale** oder **motorische** Ebene, womit direkt beobachtbare Anteile am Schmerzgeschehen gemeint sind (nonverbales Ausdrucksverhalten, Rückzugs-/Schon-Verhalten etc.), und

➤ die **physiologische** Ebene mit Erregungen im zentralen oder im autonomen Nervensystem oder in Form biochemischer Abläufe (Freisetzung von Schmerzstoffen).

Wenngleich sich Schmerz immer in diesen drei Reaktionssystemen manifestiert, weisen sie dennoch häufiger ein unterschiedliches Ausmaß an Übereinstimmung auf, insbesondere bei chronischen Schmerzen. In der klinischen Arbeit mit Schmerzpatienten trifft man oft auf Diskordanzen, z.B. in Gestalt eines Patienten, der seine Schmerzen vor den Augen anderer zu verbergen versucht oder eine erhöhte Muskelspannung nicht wahrnimmt (Diskordanz zwischen subjektiver und motorischer Schmerzebene). Bereits an dieser Stelle wird deutlich, dass ein multidimensionaler Ansatz zur Schmerzdiagnostik unabdingbare Voraussetzung für eine Schmerztherapie darstellt (s. Kap. 3).

• Eine verhaltensmedizinische Perspektive des Schmerzes geht immer von einer *multifaktoriellen Determination* des Schmerzgeschehens aus. Demzufolge sind neben somatischen immer auch psychische und soziale Bedingungen an der Entstehung und Aufrechterhaltung von Schmerzen beteiligt (sog. *bio-psycho-soziales Krankheitsmodell*). Damit wird ein Paradigmawechsel erkennbar zu herkömmlichen medizinischen Schmerzmodellen mit ihrer Verankerung im traditionellen (mono-)kausalen Krankheitsverständnis und der Orientierung am Ursache-Wirkungs-Prinzip. Verhaltensmedizinische Schmerzkonzepte distanzieren sich ausdrücklich von einer Trennung in »Psyche« und »Soma« und betrachten Schmerz grundsätzlich als psychophysische Einheit. Da jede Schmerzäußerung, ob mit oder ohne bzw. mehr oder weniger organpathologischem Korrelat, ein spezifisches physiologisches Substrat im zentralen Nervensystem hat, kann es demzufolge *keinen psychogenen* Schmerz geben. Die trotzdem auch heute noch immer wieder anzutreffenden Unterscheidungen zwischen sog. *psychogenen* und *somatogenen* Schmerzen beruhen auf längst überholten dualistischen Anschauungen und sind wissenschaftlich nicht haltbar. Sie haben sich in der Vergangenheit häufig irreführend für die Therapieplanung und im ungünstigsten Falle schädlich für die betroffenen Patienten erwiesen.

• Im Hinblick auf *Therapie (»Cure or Manage«)* bedeutet ein verhaltensmedizinisches Schmerzkonzept die Abkehr von traditionellen, aus der Akutmedizin stammenden »Heilungserwartungen« und stattdessen die Hinwendung zu therapeutischen Angeboten, die durch gezielte Förderung eigener Kompetenzen des Patienten zu einem verbesserten Umgang mit Schmerzen verhelfen *(»Selbstmanagement-Therapie«* i. S. von Kanfer et al., 1996). Darüber hinaus verfolgt jede verhaltensmedizinische Schmerzbehandlung immer auch die Stärkung gesundheitsbezogener Ressourcen für eine gelingende und zufrieden stellende Lebensgestaltung und Alltagsbewältigung *trotz* chronischer Beeinträchtigungen und Belastungen.

Verhaltensmedizinische Schmerzbehandlung folgt den *verhaltens-therapeutischen Grundprinzipien* der *Problem-, Ziel- und Handlungsorientierung:*

➤ **Problemorientierung**: Konzentration auf gegenwärtig bestehende Probleme und dysfunktionale Verhaltensmuster

➤ **Zielorientierung**: Erarbeitung positiv bestimmter, konkreter und spezifischer Zielsetzungen im Sinne eines gemeinsamen Verhandlungsergebnisses zwischen Patient und Therapeut; Festlegung von ergebnisorientierten Erfolgskriterien

➤ **Handlungsorientierung**: Motivierung zum aktiven Erproben und Trainieren neuer Verhaltensweisen und Problemlösestrategien; Veränderung durch erfahrungsgeleitetes Lernen; aktive Beteiligung des Patienten am therapeutischen Prozess.

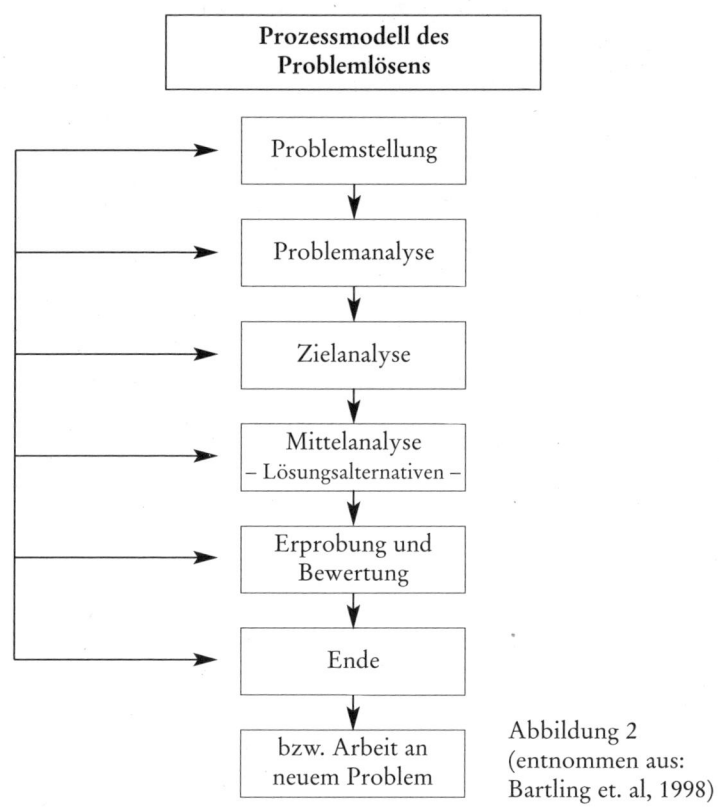

Abbildung 2
(entnommen aus:
Bartling et. al, 1998)

Abbildung 2 veranschaulicht die Wesensmerkmale und Leitlinien verhaltenstherapeutischer Behandlung in Form eines Prozessmodells, bei dem es in einer ersten Phase zunächst darum geht, zu einer umschriebenen Problemstellung und zu einem möglichst konkreten Problemverständnis zu gelangen (Problemanalyse). Hierin liegt eine unabdingbare Voraussetzung für eine anschließend stattfindende Sichtung potenzieller Ansatzpunkte für Problemänderungen bzw. -lösungen und eine darauf bezogene Ableitung handlungsorientierter Zielsetzungen (Zielanalyse), gefolgt von der Auswahl adäquater Mittel und Methoden zur Zielerreichung (Mittelanalyse) sowie deren Umsetzung und Erprobung unter möglichst realitätsnahen Bedingungen. Damit lässt sich verhaltenstherapeutische Behandlung in seiner Gesamtheit auch als schrittweiser Problemlöseprozess bezeichnen.

• Aus den bisherigen Leitlinien verhaltensmedizinischer Schmerztherapie folgt für die *therapeutische Dyade* ein Rollenverständnis, das den Therapeuten als *professionellen Helfer* betrachtet und den Patienten als *aktiv Lernenden* – wenn man so will als »Aktienten« –, der stets in der Verantwortung für sich selbst bleibt (Patient als Experte im Umgang mit der eigenen Krankheit und Gesundheit).

• Verhaltensmedizinische Schmerztherapie verpflichtet sich zum Einsatz wissenschaftlich geprüfter Methoden in Diagnostik und Behandlung und zum Nachweis *umfassender Qualitätssicherung* im Sinne von Struktur-, Prozess- und Ergebnisqualität.

3. Verhaltenstherapeutische Schmerzdiagnostik als Grundlage der Therapie

3.1 Funktionale Problem- und Verhaltensanalysen

Kernstück eines jeden verhaltensdiagnostisch-therapeutischen Prozesses ist die *funktionale Problem- und Verhaltensanalyse* (Bartling et al., 1998). Sie gibt dem Therapeuten Anleitungen und Empfehlungen für die Sammlung und Organisation problem- und störungsbezogener Informationen zum Zweck der weiteren Therapieplanung. Es handelt sich dabei um ein interaktiv/kommunikatives Verfahren zur Erhebung diagnostischer Informationen (Interviewverfahren), das üblicherweise ergänzt wird um testpsychologische (psychometrische) Verfahren (Kap. 3.2) und Methoden der Verhaltensbeobachtung (Kap. 6).

Im Folgenden wird zunächst kurz gefasst die allgemeine Methode funktionaler Verhaltensdiagnostik einschließlich des Transfers auf schmerzrelevante Merkmale vorgestellt. Ein *Fallbeispiel einer Patientin mit chronischen Schmerzen* am Ende des gesamten Kapitels (Kap. 3.3) soll diesen Vorgang konkretisieren und transparent machen.

Trotz unterschiedlicher Modelle für funktionale Verhaltens- und Bedingungsanalysen folgen doch alle einem immer wiederkehrenden Grundmuster, das sich aus folgenden Bestandteilen zusammensetzt:

➤ einer genauen Beschreibung des *aktuellen symptomatischen Verhaltens* oder des Problemverhaltens in konkreten Situationen *(V = Verhalten)*, wobei Verhalten in einem erweiterten Sinne verstanden werden soll, das neben beobachtbarem Verhalten auch verdeckt ablaufendes Verhalten (Gedanken, Gefühle, Körperempfindungen) umfasst,

➤ das in Beziehung gesetzt wird zu möglichen *auslösenden / vorausgehenden* und *nachfolgenden / aufrechterhaltenden* Bedingungen für das jeweilige Problemverhalten bzw. Beschwerdegeschehen *(S = Stimulus oder Situation; K = Konsequenz)*

➤ erweitert um *habituelle*, also überdauernde problemrelevante Merkmale einer Person (sog. Traits), die das Verhalten in konkreten Situationen, die aktuelle Handlungssteuerung beeinflussen. Wir betreten hier die Ebene übergeordneter (Lebens-)Pläne, Regeln, Normen, Leitlinien, Einstellungen, denen man sich häufig nicht bewusst ist, die oftmals nur teilweise kognitiv repräsentiert sind und erst im Laufe des therapeutischen Prozesses erschlossen werden können. Wir sprechen hier von der sog. *E-Variablen*, die für übergeordnete verhaltens- und erlebensrelevante Erwartungen und Einstellungen steht.

➤ Zu den überdauernden Merkmalen gehört schließlich auch noch die *Organismus-Variable (O)*. Hiermit sollen Abweichungen des biologischen Zustandes des Organismus von der normalen Funktion i.S. dauerhafter Veränderungen, Schädigungen oder Funktionsstörungen erfasst werden können.

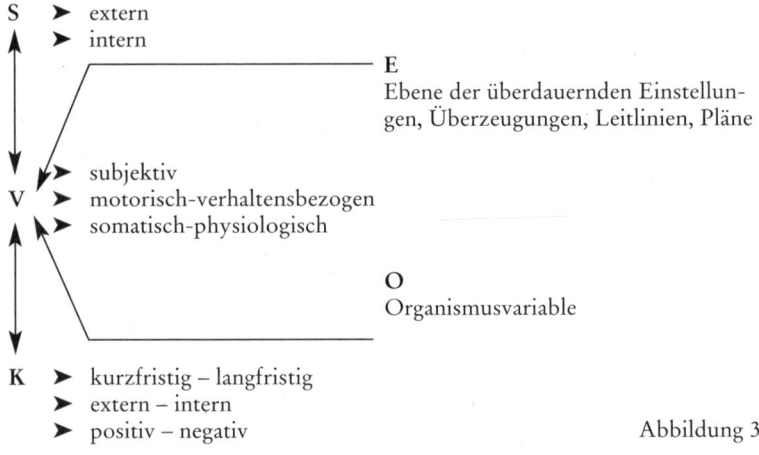

S ➤ extern
  ➤ intern

E
Ebene der überdauernden Einstellungen, Überzeugungen, Leitlinien, Pläne

V ➤ subjektiv
  ➤ motorisch-verhaltensbezogen
  ➤ somatisch-physiologisch

O
Organismusvariable

K ➤ kurzfristig – langfristig
  ➤ extern – intern
  ➤ positiv – negativ

Abbildung 3

Abbildung 3 stellt die genannten Variablen in einen funktionalen Zusammenhang, demzufolge auf der Grundlage der Analyse von Einzelbeispielen Hypothesen darüber erstellt werden können, welche vorausgehenden (S), vermittelnden (E / O) und nachfolgenden Bedingungen (K) das problematische Verhalten (V) beeinflussen bzw. Ansatzpunkte für dessen gezielte Veränderung erkennen lassen.

Im nächsten Schritt betrachten wir uns die einzelnen Bestandteile des funktionalen Modells aus der *Mikroperspektive*.

Bei der Erfassung des *aktuellen problematischen / symptomatischen Verhaltens (V)* folgt man üblicherweise dem *Mehr-Ebenen-Ansatz*, der ursprünglich auf Lang (1979) zurückzuführen ist und erstmals von Birbaumer (1984) auf verhaltensmedizinische Schmerzdiagnostik übertragen worden ist. Demzufolge unterscheidet man folgende Ebenen:

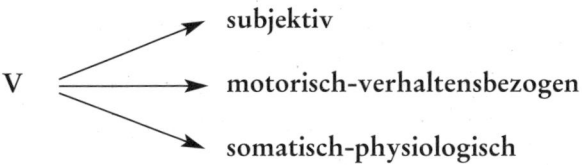

V

- subjektiv
- motorisch-verhaltensbezogen
- somatisch-physiologisch

a) Ebene der subjektiven Prozesse

Im Mittelpunkt dieser Verhaltensebene stehen **sensorische, kognitive und emotionale Aspekte** des Problemverhaltens. Bezogen auf Schmerzen geht es hier um die Erfassung von Schmerzwahrnehmung, -verarbeitung und -erleben.

Schmerzkognitionen sind ein relativ komplexes Merkmal. Es umfasst sowohl konkrete Gedanken, die während eines Schmerzreizes auftreten können (sog. *Selbstverbalisationen* – Beispiele: *Jetzt fangen die Schmerzen schon wieder an. Der Tag ist mal wieder gelaufen*), als auch Erwartungen, Einstellungen, Attributionen (Ursachenzuschreibungen, Kontrollerwartungen) und Überzeugungen einer Person in Bezug auf die individuelle Schmerzerfahrung oder die Bedeutung, die der Schmerz und seine Folgen für die betreffende Person hat (sog. *»pain beliefs«* – Beispiele: *Egal, was ich auch tue, ich kann doch nichts an meinen Schmerzen ändern. Die Schmerzen werden mich auf Dauer noch verrückt machen. Ich bin sowieso ein hoffnungsloser Fall. Ich halte das alles nicht mehr aus*). Grundsätzlich kann man hierbei zwischen *hinderlichen* bzw. dysfunktionalen (z. B. Katastrophisieren, Hilflosigkeit, Bagatellisieren) und *förderlichen* bzw. funktionalen Schmerzkognitionen (Bewältigungsanweisungen – Beispiel: *Die Schmerzen sind ein Zeichen dafür, dass du dich überfordert hast, versuch dich zu entspannen)* unterscheiden.

Zur Erfassung der subjektiven Komponenten eines Schmerzproblems bieten sich vor allem Fragebögen, Tagebücher zur Selbstbeobachtung und Explorationen im Zusammenhang mit Expositionen in vivo oder Verhaltensexperimente an (s. Kap. 3.2, 5, 6).

Schmerzerleben lässt sich unterteilen in eine *sensorische* und eine *affektive* Komponente. Die affektive Komponente bezieht sich auf den Gefühls- und Leidensaspekt des Schmerzes (»unerträglich«, »grausam«, »zermürbend«). Die *sensorische* Komponente richtet sich demgegenüber auf Empfindungsmerkmale wie Intensität, Häufigkeit, Dauer, Rhythmik oder Temperatur.

b) Ebene der motorisch-verhaltensbezogenen Reaktionen

Diese Verhaltensebene umfasst solche Anteile am Beschwerde-(Schmerz-)geschehen, die der *direkten Beobachtung* zugänglich sind und traditionell über Methoden der Verhaltensbeobachtung erfasst werden, im Einzelnen:

➤ **Mimik**	z. B. verzerrte, verkrampfte Gesichtsmuskulatur, Grimassen ziehen
➤ **Gestik**	Gebärden zur Verdeutlichung der Schmerzschilderungen
➤ **Haltung**	z. B. Fehlhaltungen, Schonhaltungen
➤ **Bewegungen**	
◗ *Bewegungsschnelligkeit*	z. B. beim Gehen / Laufen, Treppensteigen, beim An- und Auskleiden
◗ *Bewegungsumsatz*	»up time« und »down time« Aktivitäten
◗ *Beweglichkeit (Mobilität)*	z. B. beim Bücken, Knien, Oberkörper beugen

◗ *Bewegungsabläufe i. S.*	z. B. Medikamenteneinnahme,
von Handlungen	hilfesuchendes Verhalten,
(aktionales Verhalten)	Arztbesuche
➤ **Sprachmodulation**	z. B. Seufzen, Stöhnen, Jammern,
	Klagen

Grundsätzlich lassen sich alle verhaltensbezogenen Reaktionen in Form von **Verhaltensexzessen** oder -**defiziten** beschreiben.

c) Ebene der somatisch-physiologischen Reaktionen

Bei der Analyse der physiologischen Reaktionen erfasst der Therapeut, inwiefern das Schmerzgeschehen mit spezifischen physiologischen Veränderungen einhergeht. Denkbar ist z. B., dass Patienten mit chronischen Rückenschmerzen eine erhöhte Anspannung der Muskulatur aufweisen oder bei Migränepatienten der Dehnungszustand der Schläfenarterie sich verändert. Mit der Beschreibung des Schmerzgeschehens im Hinblick auf das physiologische Reaktionssystem sind demnach die körperlichen Begleiterscheinungen gemeint, die im Zusammenspiel mit subjektiven Komponenten und dem beobachtbaren Verhalten auftreten können. Es geht an dieser Stelle nicht um die Frage nach möglichen organischen Schädigungen. Sie gehören in die Rubrik der überdauernden Merkmale (s. unten).

Für eine exakte Erfassung physiologischer Komponenten des Schmerzgeschehens sind entsprechende Messapparaturen erforderlich. In der klinisch-psychologischen Praxis sind derartige Geräte nicht immer verfügbar, sodass sich die Therapeuten häufig auf die subjektiven Angaben ihrer Patienten und Informationen aus Verhaltensbeobachtung verlassen müssen. Wo solche Geräte vorhanden sind, werden sie in der Regel auch zu therapeutischen Zwecken im Rahmen einer Biofeedback-Behandlung eingesetzt.

Jede Reaktionsanalyse (subjektiv, motorisch-verhaltensbezogen, somatisch-physiologisch) wird im weiteren Schritt ergänzt um die Analyse vorausgehender Bedingungen (Stimulusanalyse) und die Analyse nachfolgender Bedingungen (Konsequenzanalyse).

Für die genaue Analyse zeitlich vorausgehender/auslösender Bedingungen *(Stimulusanalyse)* unterscheidet man herkömmlicherweise zwischen *externen* und *internen* Stimulusbedingungen.

extern Reizmerkmale der physikalischen Umwelt
Reizmerkmale der psycho-sozialen Umwelt
Verhalten anderer Personen

S

intern aktuelle Bedingungen des körperlichen Befindens
aktuelle Bedingungen des psychischen Befindens

Im Hinblick auf Schmerzen lassen sich viele Beispiele für externe schmerzauslösende, -triggernde Bedingungen aufzählen, die zur Gruppe der *physikalischen Reizmerkmale* gehören.

Typische *alimentäre*, d. h. in Nahrungs- und Genussmitteln enthaltene, Substanzen, die bei dafür empfindlichen Menschen Kopfschmerzen auslösen können, sind beispielsweise bestimmte Käsesorten, Schokolade, Zitrusfrüchte, Alkohol (insbesondere Rotwein), Zigarettenrauch, Gewürze (Grillgewürze, asiatische Gewürze) und Glutamat (Geschmacksverstärker in vielen Fertiggerichten und chinesischen Speisen).

Andere bekannte externe Auslöser für Schmerzen, die auch zur Gruppe der *physikalischen* Reizmerkmale gehören, sind Wetterumschwung, Klimawechsel, Temperaturschwankungen, Lichtreize oder Lärm.

Wenn von *Verhalten anderer Personen* als externen Auslösern die Rede ist, richtet sich der Blick vor allem auf Ereignisse im Rahmen *psycho-sozialer* Stress- und Belastungssituationen, die im privaten oder beruflichen Bereich anzutreffen sind. Beispiele hierfür sind: kränkendem oder verletzendem Verhalten anderer ausgesetzt sein, mit ungerechtfertigten Angriffen oder Kritik konfrontiert sein, mit Anforderungen überhäuft werden oder etwas Wichtiges versagt bekommen.

Zu den *internen Stimulusmerkmalen* gehören *aktuelle psychische und körperliche Reizbedingungen.*

Übertragen auf das Anwendungsfeld Schmerzen präsentieren sich Auslöser im *aktuellen körperlichen Befinden* z. B. in Form von Hormonschwankungen (Menstruation), Änderungen des Schlaf-Wach-Rhythmus mit längerem Schlafen am Wochenende oder Änderungen des Schlaf-Wach-Rhythmus bei Urlaubsreisen, die Triggerfaktoren für Migräneattacken werden können, des Weiteren Hypoglykämie (Unterzuckerung) und Hunger oder Erschöpfung.

Bei den *aktuellen Bedingungen des psychischen Befindens* geht es in der Hauptsache um die vorausgehende Stimmungs- und Bedürfnislage der betreffenden Person und ihrer Gedanken und Vorstellungen, z. B. sich gestresst oder überfordert zu fühlen oder sich im Zustand ängstlicher Erwartungsspannung (z. B. Angst vor der nächsten Migräneattacke) oder depressiver Stimmung zu befinden.

Jedes Verhalten ist schließlich von *Konsequenzen (K)* gefolgt. Diese lassen sich anhand des *Zeitpunktes* des Eintretens (kurzfristig – langfristig), des *Entstehungsortes* (extern – intern) und der *Qualität* (positiv – negativ) einer genaueren Analyse unterziehen:

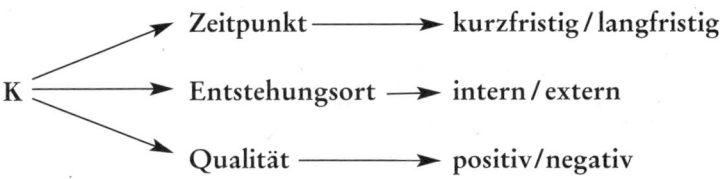

Bezogen auf unser Anwendungsfeld Schmerzen können *kurzfristig positiv erlebte interne Konsequenzen* z. B. darin bestehen, dass Rückzug, Schonung, Reizabschirmung oder Medikamenteneinnahme zu Verringerung oder Beseitigung von Schmerzen führt (wobei es sich hier genau genommen um den Fall sog. *negativer Verstärkung* handelt, weil der Schmerzzustand ein unangenehm empfundenes Ereignis ist, das durch die o. g. Handlungen verringert oder beendet werden kann).

Kurzfristig positiv erlebte externe Konsequenzen liegen dann vor, wenn Schmerzen von angenehm empfundener Zuwendung, Aufmerksamkeit oder Rücksichtnahme durch andere Menschen gefolgt ist.

Kurzfristig negativ erlebte interne Konsequenzen treten dann ein, wenn Schmerzen zur Unterbrechung einer angenehm empfundenen Beschäftigung führen (z. B. eine Feier früher als beabsichtigt verlassen zu müssen) oder ein positiv erwartetes Ereignis verhindern (z. B. eine Verabredung zu einem Ausflug nicht wahrnehmen zu können).

Langfristige interne und externe Konsequenzen von Schmerzen haben in der Regel *negative Qualität*. Die anfangs als hilfreich erlebten Verhaltensweisen im Umgang mit Schmerzen ziehen immer mehr Nachteile nach sich. Es kommt zu zunehmenden Einschränkungen in der körperlichen und geistigen Belastbarkeit, im emotionalen Befinden und sozialen Kontakten. Zuwendung und Aufmerksamkeit durch andere Menschen wandelt sich häufig in Distanz oder Ablehnung.

Kk = (zeitlich) **kurzfristige** Konsequenzen, die in der Regel verhaltenssteuernd sind

Kl = **langfristige** Konsequenzen

Ke = **externe** Konsequenzen, aus der Umwelt oder durch andere Personen

Ki = **interne** Konsequenzen in Form von Selbstbewertungen, -erleben oder physiologischen Reaktionen

K+ = Eintreten einer positiven Konsequenz (**positive Verstärkung, Belohnung**)

K≁ = Wegfall / Beseitigung eines negativen Zustandes oder einer erwarteten negativen Konsequenz (sog. **negative Verstärkung**, weil dieses Erlebnis angenehm empfunden wird)

K− = Eintreten einer negativen Konsequenz (**Bestrafung**)

K≠ = Wegfall / Beseitigung eines positiven Zustandes oder einer erwarteten positiven Konsequenz (**Bestrafung**)

Wie eingangs dargestellt, beschränkt sich funktionale Verhaltensdiagnostik nicht allein auf aktuelles Geschehen in konkreten Situationen (sog. horizontale Verhaltensanalyse), sondern ist immer auch auf *habituelle Merkmale* einer Person gerichtet (sog. **Traits**), die die Verhaltenssteuerung in konkreten Situationen beeinflussen können. Wir betreten hier die Ebene übergeordneter und überdauernder (Lebens-)Pläne, Regeln, Normen, Leitlinien und Einstellungen bzw. *situationsübergreifender und -übergeordneter Ziele, Motive und Bedürfnisse*, die sich durch sog. *vertikale Problem- und Verhaltensanalysen* erschließen lassen (s. Abb. 4).

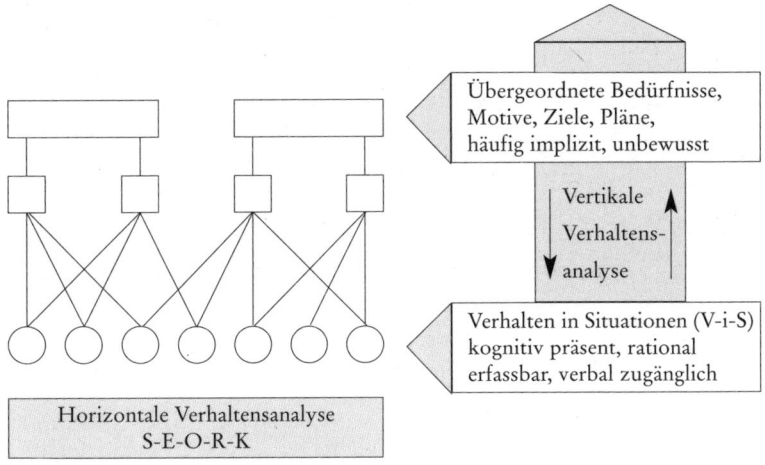

Abbildung 4: Horizontale und vertikale Verhaltensanalyse

Vertikale Analysen und ihre Weiterentwicklung im Rahmen der Methode der sog. *Plananalyse* (Caspar, 1996) sind »geleitet von der Grundfrage ›Wozu verhält ein Mensch sich in einer bestimmten Weise?‹ oder spezifischer ›Welcher bewusste oder unbewusste Zweck könnte hinter einem bestimmten Aspekt des Verhaltens oder Erlebens eines Menschen stehen?‹« (Caspar, 1996, S. 12).
Übergeordnete Ziele, Motive und Bedürfnisse sind häufig *nicht bewusst* und einander widersprechend. Sie können die Grundlage bilden für zeitlich überdauernde intrapsychische und interpersonelle Konflikte und zu konfliktabwehrenden Wahrnehmungs- und/oder Handlungsblockaden führen mit nachfolgenden Symptombildungen oder dysfunktionalen Verhaltensmustern.

Das Erschließen von Bedürfnissen, Motiven und Zielen im Rahmen der vertikalen Verhaltensanalyse kann entweder auf *induktivem* (»bottom up« ↑) oder *deduktivem* (»top down« ↓) Wege erfolgen (s. Abb. 4). Bei der induktiven Methode wird ausgehend von häufig auftretenden konkreten Verhaltens- und Beziehungsepisoden nach erkennbaren Mustern, Regeln bzw. Plänen gesucht. Auch die therapeutische Beziehungssituation kann hierfür genutzt werden, indem interaktionelle Pläne aus dem Verhalten des Patienten und dessen Wirkung auf den Therapeuten erschlossen werden. Die deduktive Methode meint in Ergänzung dazu ein heuristisches Suchen nach Plänen aufgrund von Annahmen über häufig vorkommende Bedürfnisse und Motive von Menschen in alltags- und beziehungsrelevanten Situationen und dem Wissen um störungsrelevante Problemstrukturen.

Mit der vertikalen Analyse bzw. Plananalyse lässt sich letztlich auch eine Verbindung herstellen zur *tiefenpsychologisch fundierten Diagnostik* und damit zur Konzeptualisierung methoden-integrativer Diagnostik- und Therapieansätze, die derzeit im Sinne schulenübergreifender Psychotherapie zunehmende Verbreitung finden. Aktuelle Publikationen, in denen ein methoden-integratives Therapiekonzept an Patienten mit chronischen Schmerzstörungen verdeutlicht wird, finden sich bei Glier & Rodewig, 2001 a, b, c.

Häufig anzutreffende *Beispiele* für situationsübergeordnete und -übergreifende Ziele, Motive und Bedürfnisse bei chronischen Schmerzpatienten bestehen in Form exzessiver Leistungsansprüche, oftmals verbunden mit einer Tendenz zum Perfektionismus, übermäßigem Pflichtbewusstsein, das über Genuss und Lebensfreude gestellt wird, und hohem Maß an Verantwortungsübernahme. Weitere Beispiele finden sich in Form von Haltungen, in denen es um Anpassung und Unterordnung und Vernachlässigung eigener Bedürfnisse zugunsten anderer Menschen geht.

Schließlich gehört zur kompletten funktionalen Verhaltensdiagnostik auch noch die so genannte *Organismus-Variable*. Hiermit sollen *zeitüberdauernde* Abweichungen des biologischen Zustandes des Organismus von der normalen Funktion i. S. dauerhafter Veränderungen, Schädigungen oder Funktionsstörungen erfasst werden können. Diese Diagnostik-Variable sollte gerade im Hin-

blick auf Schmerzstörungen besonders sorgfältig beachtet werden und obligatorisch im Rahmen von medizinischen Konsiliaruntersuchungen vor Beginn einer verhaltenstherapeutischen Behandlung abgeklärt worden sein. Gegebenenfalls erfolgt daraus die Notwendigkeit zu medizinischer Mitbehandlung und im optimalen Sinne die Gelegenheit zu interdisziplinärer Kooperation.
Andauernde somatische Schädigungen oder Funktionsstörungen können beispielsweise in Form von chronischen Entzündungen bestehen oder als degenerative Veränderungen des Stütz- und Gelenkapparates auftreten oder als Läsionen im Nervensystem, um nur einige Beispiele zu nennen.

3.2 Psychometrische Verfahren

Informationen aus funktionalen Problem- und Verhaltensanalysen werden in der Verhaltenstherapie üblicherweise ergänzt um Befunde aus psychometrischer Diagnostik.
Im Laufe der zurückliegenden 25 Jahre sind im deutschsprachigen Raum für psychologische Schmerzdiagnostik etliche spezifische Instrumente bzw. Inventare entwickelt und evaluiert worden.
Sie lassen sich aus einer pragmatischen Perspektive betrachtet folgenden Bereichen bzw. Dimensionen zuordnen:

> ➤ sensorisches und affektives Schmerzerleben
> ➤ Schmerzintensität
> ➤ motorisches Schmerzverhalten
> ➤ Schmerzkognitionen und Schmerzbewältigung (Coping)
> ➤ schmerzbezogene Behinderung / Beeinträchtigung
> ➤ schmerzrelevante interaktionale Aspekte in Familie und Partnerschaft

Darüber hinaus besteht Übereinkunft dahingehend, dass jede schmerzspezifische psychologische Diagnostik ergänzt werden sollte um die Erfassung *schmerzassoziierter psychologischer Dimensionen* wie Depressivität, Ängstlichkeit oder psychovegetative

Beschwerden. Dabei gilt Depressivität als die bedeutsamste schmerzassoziierte Störung der Befindlichkeit und ist ein zentraler Bestandteil jeder effektiven Schmerzbehandlung.

Angaben zur Schmerzqualität (sensorisch, affektiv), zur Schmerzintensität, zum Schmerzverhalten und auch zur Schmerzbewältigung werden neben Fragebogenverfahren auch durch sog. *Schmerztagebücher* gewonnen. Sie gehören mittlerweile zur Standarddiagnostik bei chronischen Schmerzstörungen, sind darüber hinaus aber auch ein Instrument von schmerz*therapeutischer* Relevanz. Aus diesem Grunde ist ihnen in diesem Buch ein eigenes Kapitel eingeräumt worden im Zusammenhang mit dem Thema »Selbstbeobachtung« (s. Kap. 6).

Im Jahre 1994 bildete sich im Auftrag des Arbeitskreises »Psychologische Schmerztherapie« der Deutschen Gesellschaft zum Studium des Schmerzes (DGSS) eine Arbeitsgruppe, bestehend aus psychologischen Schmerzexperten aus Forschung und Praxis, die die Zielsetzung verfolgten, die mittlerweile vorhandene Vielfalt psychologischer Schmerzdiagnostikinstrumente einer Qualitätsprüfung zu unterziehen und Empfehlungen zu erarbeiten für die Nutzung in therapeutischen Institutionen. Bei der Qualitätsprüfung jedes einzelnen Verfahrens wurde neben den klassischen Testgütekriterien besonderer Wert gelegt auf die Prüfung der klinischen Relevanz und der Testökonomie. Als Fazit dieser Prozedur wurden anschließend Empfehlungen erarbeitet, die im Folgenden vorgestellt werden, weil sie eine hilfreiche Orientierung bieten können,

➤ zum einen für eine *bereichsspezifische* und damit *differenzierte psychologische Schmerzdiagnostik*, die den schmerztherapeutisch Tätigen in die Lage versetzen soll, entsprechend seinem Anliegen und seiner Settingbedingungen eine optimale Auswahl für ein einzelnes Instrument oder für ein Diagnostikprogramm treffen zu können,

➤ zum anderen für eine *Minimaldiagnostik unter Routinebedingungen*, die als *Standarddiagnostik* bezeichnet werden soll.

Diagnostikbereich	Empfohlenes Verfahren	Weitergehende Informationen
Schmerzerleben	Schmerzempfindungsskala (SES) (Geissner, 1996)	Der Schmerz, 1995, 9, Heft 3, S. 151–158, Teil II
Schmerzverhalten	Tübinger Bogen zur Erfassung von Schmerzverhalten (TBS) (Flor, 1991; Flor et al., 1992)	Der Schmerz, 1995, 9, Heft 3, S. 151–158, Teil III
Schmerzintensität	Numerische Rating-Skala (0–10) (Jensen et al., 1994)	Der Schmerz, 1995, 9, Heft 3, S. 151–158, Teil IV
Kognitive Schmerz-verarbeitung (Schmerzkognitionen) *und*	• für eine differenzierte Erfassung: Fragebogen zur Erfassung kognitiver Reaktionen auf Schmerz (KRSS) (Hasenbring, 1994) • zusätzlich: Inventar zur Erhebung von Kausal- und Kontrollattributionen bei chronischen Schmerz-patienten (KAUKON) (Kröner-Herwig et al., 1993) • für ein Screening: Fragebogen zur Erfassung Schmerzbezogener Selbst-instruktionen (FSS) (Flor, 1991)	Der Schmerz, 1995, 9, Heft 4, S. 206–211, Teil V
Schmerzbewältigung (Coping)	Fragebogen zur Erfassung von Coping-Reaktionen in Schmerzsituationen (CRSS) (Hasenbring, 1994)	Der Schmerz, 1995, 9, Heft 4, S. 206–211, Teil V
Schmerzbezogene Behinderung / Beeinträchtigung	Pain Disability Index (PDI) (Pollard, 1984; Dillmann et al., 1994)	Der Schmerz, 1995, 9, Heft 5, S. 242–245, Teil VI →

Diagnostikbereich	Empfohlenes Verfahren	Weitergehende Informationen
Schmerzrelevante interaktionelle Aspekte in Familie und Partnerschaft	mit eingeschränkter Empfehlung wg. noch unzulänglicher empirisch konzeptueller Verankerung: • Multidimensionales Schmerzinventar (MPI-D) (Flor et al., 1990) in 3 Skalen • Schmerzbezogenes Inventar familiärer Adaptabilität u. Kohäsion (SIFAK-R) (Saile & Dillmann, 1991)	Der Schmerz, 1995, 9, Heft 5, S. 245–247, Teil VII
Schmerzassoziierte psychologische Dimensionen	• Beschwerden: Beschwerdeliste (B–L) (v. Zerssen, 1975) • Depressivität: Allgem. Depressionsskala (ADS) (Hautzinger & Bailer, 1995)	Der Schmerz, 1995, 9, Heft 6, S. 299–304, Teil VII
Multidimensionale Verfahren	• breitestes Spektrum an Dimensionen: Multidimensionales Schmerzinventar (MPI-D) (Flor et al., 1990) • Fokus Schmerzverarbeitung: Instrument mit der besten Testökonomie: Fragebogen zur Erfassung der Schmerzverarbeitung (FESV) (Geissner, 2001)	Der Schmerz, 1996, 10, Heft 1, S. 47–52, Teil I

Tabelle 4: Bereichsspezifische Empfehlungen

Tabelle 4 vermittelt einen Überblick über die verschiedenen untersuchten Diagnostikbereiche und die jeweiligen bereichsspezifischen Empfehlungen. Außerdem enthält die Tabelle Publikationshinweise für diejenigen Leser, die an näheren inhaltlichen Informationen zur Beschreibung und Bewertung einzelner Verfahren interessiert sind. Die letzte Kategorie in Tab. 4 berücksichtigt, dass es neben Einzelinstrumenten zu den einzelnen Diagnostikbereichen auch multidimensionale Verfahren gibt, die jeweils mehrere der angesprochenen schmerzrelevanten Aspekte bzw. Skalen in einem Inventar berücksichtigen.

Wenngleich die Empfehlungen zurückreichen auf die Jahre 1995 und 1996, so haben sie nach wie vor Aktualität behalten. Dies gilt ebenso für die Empfehlungen für eine Standarddiagnostik, die in Tab. 5 aufgeführt sind.

Diagnostikbereich	Empfohlenes Verfahren	Autoren
Schmerzerleben und Schmerzverhalten	• Tagebucherhebung • Numerische Rating-Skala (0–10), Schmerzstärke: augenblickliche / durchschnittliche / maximale • Schmerzempfindungsskala (SES)	s. Kap. 6 Jensen et al., 1994 Geissner, 1996
Kognitive Schmerzverarbeitung und Bewältigung	Fragebogen zur Erfassung der Schmerzverarbeitung (FESV)	Geissner, 2001
Schmerzbezogene Beeinträchtigung / Behinderung	Pain Disability Index (PDI)	Dillmann et al., 1994
Schmerzassoziierte psychologische Dimensionen	• Allgemeine Depressionsskala (ADS) • Beschwerdeliste (B–L)	Hautzinger & Bailer, 1995 v. Zerssen, 1975

Tabelle 5: Empfehlungen für eine Standarddiagnostik

Unabdingbar für die Schmerzdiagnostik und Therapieevaluation bleibt ein *Schmerztagebuch*, dessen Ausgestaltung im Einzelfall abhängig ist von den Charakteristika der jeweiligen Schmerzstörung und der patientenspezifischen Fragestellung. Somit kann keine Standardform eines Tagebuches vorgeschlagen werden. Weitere Ausführungen zu Schmerztagebüchern und deren Einsatz im diagnostisch-therapeutischen Prozess folgen im Kapitel 6 »Selbstbeobachtung«.

Neben der ereignisnahen Selbstbeobachtung des Schmerzes per Tagebuch sollten im Rahmen der Eingangsdiagnostik per Numerischer Rating-Skala als Punktmessung die augenblickliche sowie die durchschnittliche und maximale *Schmerzstärke* der letzten drei Monate eingeschätzt werden. Diese Angaben gelten mittlerweile als valide Indikatoren für die subjektiv empfundene Schmerzbelastung und damit auch für den potenziellen Fortschritt des Patienten im Verlauf der Therapie.

Weiterhin wird die Schmerzempfindungs-Skala (SES) von Geissner (1996) vorgeschlagen. Sie gibt in kurzer Zeit einen Überblick über die *sensorische und affektive Qualität von Schmerzen.*

Zu bedauern ist, dass kein ökonomisches, gut überprüftes Instrument zur Erfassung des motorischen Schmerzverhaltens vorliegt, sodass bislang noch kein Verfahren als Standardinstrument empfohlen werden kann.

Der Bereich der *kognitiven Schmerzverarbeitung und -bewältigung* ist demgegenüber durch verschiedene Verfahren gut repräsentiert. Für eine Standarddiagnostik empfiehlt sich vor allem aufgrund ökonomischer Gesichtspunkte der Fragebogen zur Erfassung der Schmerzverarbeitung (FESV) von Geissner (2001). Er erfasst kognitive und behaviorale Schmerzverarbeitungsstrategien mit nur 38 Items.

Für die Ermittlung *schmerzbezogener Beeinträchtigung bzw. Behinderung* bietet sich als ökonomisches und valides Verfahren der Pain Disability Index (PDI) an, den es auch als deutschsprachige Version gibt (Dillmann et al., 1994). Er hat den Vorzug, bei unterschiedlichen Schmerzsyndromen verwendbar zu sein.

Zur allgemeinen Beschreibung des psychischen Status ist die Erfassung der *Depressivität* und der allgemeinen Beeinträchtigung durch körperliche und sonstige *Beschwerden* empfehlenswert. Im Vergleich der geprüften Depressivitätsinventare hat die Allgemeine Depressionsskala (ADS) von Hautzinger & Bailer (1995) die meisten Vorzüge: Sie enthält im Unterschied zu anderen Verfahren eine geringere Anzahl somatisch bezogener Items und verringert damit die Validitätsproblematik der Symptomüberlappung mit chronischen Schmerzsyndromen. Die ADS ist zudem in der Lage, auch bei geringerer Beeinträchtigung zu differenzieren. Von den Verfahren zur Erfassung von Beschwerden empfiehlt sich die Beschwerdenliste (B–L) von Zerssen (1975) als besonders ökonomisches Screeninginstrument.

Die Einbeziehung von Bezugspersonen in den Diagnostik- und Indikationsprozess ist im individual-kurativen Versorgungssystem in Deutschland nach wie vor eher unüblich, wenngleich die hierüber gewonnenen Informationen an sich unverzichtbar sind. Ungünstigerweise können auch die wenigen bislang dazu entwickelten Instrumente noch nicht überzeugen, sodass noch kein Verfahren als Standardinstrument empfehlenswert erscheint.

Was bislang als Standarddiagnostik kommentiert wurde, ist in mehreren Punkten Bestandteil des *Deutschen Schmerzfragebogens* der DGSS (Deutsche Gesellschaft zum Studium des Schmerzes). Dieser Basisfragebogen erfasst von den gerade erwähnten Aspekten das sensorische und affektive Schmerzempfinden, die Schmerzintensität, die Beeinträchtigung durch Schmerz und das psychische Befinden, speziell hinsichtlich Depressivität und Angst. Zusätzlich wurde eine Kurzversion des Fragebogens zur gesundheitsbezogenen Lebensqualität (SF-12) aufgenommen. Der gesamte Fragebogen spricht darüber hinaus auch in differenzierter Weise relevante somatische Aspekte des Schmerzgeschehens an einschließlich anamnestischer Informationen inklusive bisheriger Behandlung, Medikamenteneinnahme und behandelnde Institutionen. Neben einer ausführlichen subjektiven Schmerzbeschreibung (Lokalisation, Charakteristik, zeitlicher Verlauf etc.) wird auch nach Bedingungen gefragt, die Schmerzen auslösen bzw. verstärken oder lindern können. Bei Benutzung eines solchen Fragebogens wird die gesamte Diagnostik besonders ökonomisch handhabbar. Dann wären aus psychologischer Sicht lediglich noch ein Coping-Fragebogen und ein Schmerztagebuch hinzuzufügen.

3.3 Verdeutlichung der funktionalen Verhaltensanalyse und der psychometrischen Diagnostik an einem Fallbeispiel[1]

Erste Orientierung über die Problematik

Es handelt sich um eine 36 Jahre alte Patientin (Frau H.) mit chronischen Schmerzen im linken Oberkieferbereich, die zum Zeitpunkt des Behandlungsbeginns seit 5 Jahren nahezu täglich auftreten. Die Schmerzen sind nach Auskunft der Patientin ständig in wechselnder Intensität vorhanden, werden brennend und gelegentlich pochend beschrieben, sie strahlen in das linke Ohr, bei stärkster Intensität auch in den linken Unterkiefer aus. Im Tagesverlauf nehmen die Schmerzen kontinuierlich zu und verhindern nachts einen durchgehenden Schlaf. Aufgrund der hohen Schmerzintensität lässt sich Frau H. seit 9 Monaten mit täglichen Anästhesien bei ihrem Zahnarzt behandeln. Schlaf sei nur mit Hilfe von Neurocil® 25 mg (Neuroleptikum) und 1 Tbl. Stilnox® (Hypnotikum) möglich. Bis 12/95 nahm die Patientin regelmäßig Equilibrin 30® (Antidepressivum) ein, früher auch Atosil® (Antidepressivum) und Tramal® (Opioid-Analgetikum) bis 3/1995. Mittlerweile hat sich eine Medikamentenabhängigkeit vom Typ »low-dose-dependence« entwickelt mit besonderer Akzentuierung der psychischen Abhängigkeitskomponente. Auf Seiten der psychischen Symptomatik dominieren schwere depressive Verstimmungszustände mit Versagensängsten, resignativen, pessimistischen Überzeugungen, Leistungseinbußen mit Konzentrations- und Gedächtnisstörungen und Erschöpfungszustände.

Die Vorgeschichte ist geprägt von wiederholten Behandlungsbemühungen, die bislang immer wieder frustrierend endeten. Insgesamt ist die Patientin über einen Zeitraum von ca. 5 Jahren 28,5 Monate krankgeschrieben gewesen. Hiervon verbrachte sie allein ca. 17 Monate in unterschiedlichen stationären Behandlungseinrichtungen. Dazu gehörte auch eine mehrmonatige stationäre Psychotherapie in einer Klinik, die tiefenpsychologisch ausgerichtet ist. Frau H. kennt sich als Folge davon recht gut in ihrer Lebensgeschichte aus und kann über Einsichten berichten, die sich auf verschiedene schwierige Aspekte ihrer Persönlichkeit beziehen, was jedoch nach wie vor ihre Beschwerdesymptomatik unbeein-

---

[1] Einige Passagen des Fallbeispiels sind der Kasuistik von Glier u. Finger (1999) entnommen worden.

flusst gelassen hat. Aufgrund der bisherigen frustrierenden Behandlungserfahrungen steht sie der Aufnahme einer ambulanten Psychotherapie eher distanziert und skeptisch gegenüber. Letztlich hat sie sich dazu von ihrem Zahnarzt überreden lassen, der die alleinige Weiterbehandlung mit Medikamenten nicht mehr verantworten wollte. Nichtsdestotrotz zeigt Frau H. eine kooperative Haltung und ist bemüht, sich konstruktiv an den bevorstehenden diagnostischen Aufgaben zu beteiligen.

Zur **lebensgeschichtlichen Entwicklung** ist zu erfahren, dass Frau H. das zweite Kind von insgesamt vier Geschwistern ist. Sie wuchs im elterlichen Haushalt auf, ihre Grundschulzeit verlief bei sehr guten Leistungen problemlos. Ihre Mutter beschreibt Frau H. als emotionslos und sehr streng. Zum Vater bestand eine sehr vertrauensvolle und innige Beziehung. Im 12. Lebensjahr der Patientin erkrankte der Vater an einem malignen Melanom und verstarb bereits ein Jahr später. Sein Tod stellte sich für die Patientin als erheblicher Bruch der biographischen Entwicklung dar. Zusätzlich zu dem für die Patientin schockierenden Verlusterlebnis geriet die gesamte Familie in eine schwere Krise. Sehr rasch und retrospektiv wie ein Versprechen gegenüber dem verstorbenen Vater übernahm Frau H. sehr viel Verantwortung in der Familie. Sie führte den Haushalt und sorgte für die jüngeren Geschwister, weil ihre Mutter aufgrund eigener psychischer Krisen nicht verfügbar war. Die weitere Entwicklung in der Pubertätszeit und beginnenden Adoleszenz war durch übermäßige Verpflichtungen und Verzicht gekennzeichnet.

Frau H. legte im Alter von 19 Jahren ihre Reifeprüfung ab. Im gleichen Jahr kam es zur Schwangerschaft und Heirat mit dem Vater ihres Kindes. Sie begründete dies mit dem Wunsch, ihrer häuslichen Situation zu entgehen. Nach drei Jahren und der Geburt des zweiten Kindes nahm Frau H. ein Fernstudium in Jura auf parallel zu Haushalt und Erziehungsaufgaben. Sie habe gelernt »wie irre«, sei jedoch nie zu Prüfungen gegangen. Ihre Ehe beschreibt die Patientin als schlecht, sie sei nur unterdrückt worden. Die Scheidung der Ehe erfolgte nach acht Jahren. Frau H. hatte inzwischen ein Lehramtsstudium begonnen. Nach der Scheidung zog sie mit ihren Kindern an den alten Heimatort zurück. Dort absolvierte sie eine zweijährige Ausbildung als Fremdsprachenkorrespondentin. Nach Abschluss der Ausbildung, Frau H. war inzwischen 29 Jahre alt, erfolgte ihre erste Anstellung als Sachbearbeiterin in einem mittelständischen Unternehmen. Aufgrund ihrer unzureichend erlebten Qualifikation stellte dieser erste Berufsbeginn wiederum eine erhebliche Belastungssituation dar. Frau H. ist seitdem in dieser Firma beschäftigt, ihr Arbeitsplatz konnte trotz langer Ausfallzeiten erhalten bleiben.

Problem- und Verhaltensanalyse

Im Vordergrund des *Problemverhaltens* steht die Schmerzsymptomatik im linken Oberkieferbereich (bei Z.n. zweimaliger Wurzelspitzenresektion an Zahn 26 und Extraktion desselben im Jahre 1990). Frau H. fühlt sich durch diese Schmerzen zunehmend beunruhigt und verunsichert. Auf kognitiv-emotionaler Ebene finden sich immer häufiger Sorgen und Versagensängste im Wechsel mit Appellen, nicht aufzugeben und unter allen Umständen durchzuhalten. Die Stimmung ist ausgeprägt depressiv. Die Handlungsebene ist gekennzeichnet durch permanente Verausgabung, die nur durch gleichzeitig stattfindende übermäßige Medikamenteneinnahme möglich ist.

Hinweise auf *schmerzauslösende bzw. -verstärkende Bedingungen (Stimulusanalyse)* finden sich sowohl im beruflichen als auch familiären Lebensbereich.

In ihrer beruflichen Tätigkeit als Sachbearbeiterin im Vertrieb/Export eines mittelständischen Unternehmens bestehen für Frau H. Stressfaktoren vor allem in der defizitär erlebten Qualifikation für den zugedachten Aufgabenbereich, für den sie ihrer Ansicht nach keine ausreichende Einarbeitung erfahren hat. Es fehlten ihr Seminare und Schulungen. Sie traut sich aber nicht, diese mit mehr Nachdruck einzufordern. Stattdessen müht sie sich autodidaktisch durch Fragen, Lücken und Probleme und kommt auf diese Weise häufig auf einen 12-Stunden-Tag. Entgegen ihrer abwertenden Selbsteinschätzung ist ihr Vorgesetzter mit ihren Leistungen sehr zufrieden und konnte die Bedenken und Zweifel seiner Mitarbeiterin nicht nachvollziehen. Im Umgang mit ihrem Vorgesetzten bringt sich Frau H. immer wieder in Stresssituationen, indem sie sich für dessen Unzulänglichkeiten und Nachlässigkeiten verantwortlich fühlt und sich fürsorglich schützend um ihn kümmert. Im Umgang mit ihrer unmittelbaren Kollegin gibt es Spannungen, die aus einem Konkurrenzverhältnis um die besseren Leistungen resultieren, was Frau H. aber mit der Bemerkung abwehrt: »Die anderen sind sowieso viel besser als ich.«

Im familiären Bereich bestehen schmerzbegünstigende Stresssituationen in Form schwerwiegender Erziehungsprobleme mit den beiden 16 und 13 Jahre alten Töchtern. Die 16-jährige Tochter ist erst kürzlich aus dem Elternhaus ausgezogen und lebt nun mit einem wesentlich älteren Mann zusammen. Das Verhältnis zur jüngeren Tochter ist ebenfalls gestört. Trotz intensiver Bemühungen gelingt es Frau H. nicht, ein harmonisches Familienleben zu realisieren. Zum Zeitpunkt des Beginns der ambulanten Psychotherapie droht das gesamte familiäre Beziehungsgefüge zu entgleisen. Zusammengefasst gibt es sowohl im beruflichen als auch privaten Lebensbereich ein breites Spektrum an schmerzbegünstigenden leistungsbezogenen und sozialen Anforderungssituationen sowie chronischen interpersonellen und intrapsychischen Konfliktsituationen.

Konsequenzanalysen weisen darauf hin, dass eine wesentliche aufrechterhaltende Bedingung für die Schmerzsymptomatik und die damit in Beziehung stehende psychische Problematik darin besteht, dass es Frau H. trotz enormer Anstrengungen doch immer wieder schafft, sich konform ihrem Selbstkonzept zu verhalten, das fast ausschließlich über Leistungsverhalten und die Anpassung an die Erwartungen anderer definiert ist. Seitens des Arbeitgebers erfährt sie dafür positive Konsequenzen im Sinne von Anerkennung und Begünstigungen, wie z. B. an der Vorbereitung und Durchführung von Geschäftskontakten im Ausland maßgeblich beteiligt sein zu dürfen, obwohl Frau H. die positive Bedeutung solcher Ereignisse entsprechend ihrer pessimistisch-depressiven Grundzüge abzuwerten versucht (»Das ist doch nichts Besonderes«, »da ist immer noch viel zu viel, was ich nicht verstehe und was ich nicht kann«). Langfristig betrachtet hat sich Frau H. mit ihrem Problemverhalten in einen chronischen Überforderungszustand mit immer deutlicher werdenden Zeichen psychischer und körperlicher Erschöpfung und drohender Dekompensation gebracht. Dass sich in diesem Zusammenhang ein problematischer Umgang mit Medikamenten entwickeln konnte, mit einer besonders ausgeprägten psychischen Bindung an solche Präparate, die eine psychophysische Stabilisierung und Aufrechterhaltung der Leistungsfähigkeit versprechen, überrascht nicht, sondern steht in konsequenter Linie mit dem oben aufgezeigten Selbstkonzept der Patientin.

Habituelle Problemmerkmale (E-Variable) bestehen in einer emotional tief verwurzelten Haltung, die Pflicht über jede Neigung zu Genuss erhebt. Das Erleben und Verhalten der Patientin ist von einem ausgeprägt hohen Anspruchsniveau, Angst vor Ablehnung und Verlusten dominiert, sodass auch geringfügige Misserfolge oder Konflikte ständige Existenzängste auslösen, die wiederum durch Selbstüberforderung und Überengangement zu kompensieren versucht werden.

Diagnostische Hinweise auf **überdauernde organische Verände-rungen (O-Variable)** lassen sich bei der Patientin gegenwärtig nicht finden. Sämtliche diesbezügliche Untersuchungen sind ohne pathologischen Befund.

Die Ergebnisse der **psychometrischen Diagnostik** zu Beginn der Therapie stellen sich für Frau H. wie folgt dar:

In der **Schmerzempfindungsskala (SES)** erzielte die Patientin für die Dimension »affektiver Schmerz« einen Rohwert von 35, was einem Prozentrang von 60 entspricht. In der Dimension »sensori-scher Schmerz« liegt ein Rohwert von 30 vor, entsprechend einem Prozentrang von 94. Hier wird deutlich, dass die sensorische Schmerzempfindung im Unterschied zur affektiven Schmerzemp-findung besonders stark ausgeprägt ist, was sich im Übrigen auch als typischer Befund für Patienten mit Gesichts- und Kiefer-schmerzen herausgestellt hat (Geissner, 1996).

Der **Fragebogen zur Erfassung der Schmerzverarbeitung (FESV)** erbrachte in den Bereichen »Schmerzbedingte psychische Beeinträchtigung« und »Schmerzbewältigung« Werte, die von einer deutlich dysfunktionalen Schmerzverarbeitung in allen rele-vanten Dimensionen zeugen, wie die Zuordnung des jeweiligen Rohwertes (RW) zum Prozentrang (PR) verdeutlicht:

- schmerzbedingte psychische Beeinträchtigung: Hilflosigkeit/ Depression (RW 29, PR 98)
- schmerzbedingte psychische Beeinträchtigung: Angst (RW 19, PR 78)
- schmerzbedingte psychische Beeinträchtigung: Ärger/Wut (RW 28, PR 98)
- Schmerzbewältigung: Handlungsplanung (RW 8, PR 15)
- Schmerzbewältigung: Kognitive Umstrukturierung (RW 7, PR 11)
- Schmerzbewältigung: Kompetenzerleben (RW 6, PR 4)
- Schmerzbewältigung: Ablenkung/Imagination (RW 6, PR 31)
- Schmerzbewältigung: Ruhe/Entspannung (RW 4, PR 8)
- Schmerzbewältigung: Gegensteuernde Aktivitäten (RW 6, PR 18)

Über alle Subskalen des **Pain Disability Index (PDI)** hinweg er-zielte Frau H. insgesamt 44 Rohwertpunkte. Damit ist von einer, selbst im Vergleich zu chronischen Schmerzpatienten (Prozentrang 76) überdurchschnittlichen schmerzbedingten Behinderung auszu-gehen.

Nachfolgend die Einzelwerte der 7 Subskalen, die jeweils von »0« (keine Beeinträchtigung) bis »10« (völlige Beeinträchtigung) rei-chen:

- familiäre und häusliche Verpflichtungen: 7
- Erholung: 7
- soziale Aktivitäten: 8
- Beruf: 8
- Sexualleben: 10
- Selbstversorgung: 2
- lebensnotwendige Tätigkeiten: 2

Die **Allgemeine Depressionsskala (ADS)** ergab für Frau H. 33 Rohwertpunkte, was einem Prozentrang von 91 entspricht und damit auf eine ausgeprägte, klinisch bedeutsame depressive Verstimmung hinweist.

Zusammenfassend lässt sich festhalten, dass die Daten der psychometrischen Diagnostik in großer Übereinstimmung stehen zu den Ergebnissen der zuvor berichteten Verhaltensdiagnostik. Damit weisen die diagnostischen Befunde insgesamt betrachtet eine hohe Validität auf. Da sämtliche benutzten psychometrischen Instrumente Änderungssensitivität aufweisen, können sie auch zur Verlaufs- und Ergebniskontrolle einer schmerztherapeutischen Behandlung eingesetzt werden. Davon werden wir bei der Abschlussuntersuchung unseres Fallbeispiels Gebrauch machen.

Aus der Perspektive des diagnostischen **Klassifikationssystems ICD-10** liegen entsprechend den Befunden unseres Fallbeispiels folgende Störungsbilder vor:

1. Chronische Schmerzstörung im Bereich des linken Oberkiefers, beeinflusst durch psychische Faktoren (K 08.8, F 54)
2. Schwere depressive Episode (F 32.2)
3. Anpassungsstörung (F 43.21)
4. Medikamentenabhängigkeit (F 13.24)

Welche weiteren Schritte aus dieser Kasuistik für die Ableitung von Ansatzpunkten zur Verringerung der chronischen Schmerzsymptomatik und darauf bezogene handlungsorientierte Zielsetzungen folgen, wird im Kapitel 4 »Zielsetzungen verhaltenstherapeutischer Schmerztherapie« wieder aufgegriffen.

4. Zielsetzungen verhaltenstherapeutischer Schmerztherapie

Die Frage nach relevanten Zielsetzungen verhaltenstherapeutischer Schmerztherapie lässt sich aus verschiedenen Perspektiven betrachten und beantworten.

Grundsätzlich gilt es zu unterscheiden zwischen *schmerzspezifischen bzw. symptomorientierten Zielsetzungen* und solchen, die sich auf die *Bearbeitung mitbeteiligter oder assoziierter Problembereiche* beziehen oder über den Weg einer *Ressourcenaktivierung* eine positive Einflussnahme auf die Schmerzstörung anstreben.

4.1 Schmerzspezifische Zielsetzungen

Eine Systematik für **schmerzspezifische Zielanalysen** ergibt sich aus dem individuellen Ansatz der Problem- und Verhaltensanalysen, wie sie in Kap. 3.1 vorgestellt worden sind. Folgt man dem Modell aus Situations-, Verhaltens- und Konsequenzanalysen, finden sich in jedem Abschnitt Ansatzpunkte für die Ableitung individueller Therapiezielsetzungen.

a) aus der Situationsanalyse:

Schmerzauslöser oder Bedingungen, die zu Schmerzverstärkung führen, erkennen lernen und diese nach Möglichkeit beseitigen bzw. vermeiden und dann Vorbeugung betreiben, wie z. B. durch

➤ Vermeidung schmerzauslösender *physikalischer* Reizbedingungen wie Lärm, Hitze/Kälte, schlechte Luft, unverträgliche Nahrungsmittel etc. oder

➤ Vermeidung ungünstiger *physiologischer* Bedingungen wie Unterzuckerung, Hunger, Störungen des Schlaf-Wach-Rhythmus oder

➤ Verringerung *psychischer* Stressfaktoren im Sinne von *Anforderungsreduktion*

b) aus der Verhaltensanalyse:

Erlernen spezieller Methoden zur direkten Schmerzbeeinflussung auf unterschiedlichen Verhaltensebenen:

➤ *kognitiv-emotionale / subjektive Verhaltensebene*: Beeinflussung von Aufmerksamkeitslenkung, Förderung von Selbstwirksamkeitsüberzeugungen und schmerzbewältigenden Kognitionen

➤ *physiologische Ebene*: Verbesserung von Entspannungsfähigkeit und psycho-physischer Spannungsregulation; Dämpfung schmerzbedingter physiologischer Hyperaktivierung

➤ *motorische Ebene*: Abbau / Verringerung unangemessenen Schon-, Rückzugs- und Vermeidungsverhaltens; körperliche, soziale und mentale Aktivierung; Abbau von Medikamentenmissbrauch und Veränderung / Optimierung ggf. erforderlicher medikamentöser Therapie (als interdisziplinäre Aufgabe mit einem schmerztherapeutisch versierten Arzt bzw. einer Ärztin)

c) aus der Konsequenzanalyse:

➤ Erkennen möglicher »positiver« Konsequenzen von Schmerzen, z. B. in Form »erlaubter«, vor sich selbst und anderen akzeptierter Möglichkeiten des Rückzugs oder der Entlastung von zu hohen Anforderungen, der Vermeidung unangenehmer Pflichten oder der Erlaubnis zu Pausen und Erholung *(Wovor schützt der Schmerz? Was erreicht der Schmerz, was man sich selbst nicht erlaubt oder eingesteht?)*

➤ Verzicht auf kurzfristig positiv erlebte Konsequenzen für »Schmerzverhalten« – dazu zählt auch überwiegend über Schmerzen erzeugte Zuwendung, Aufmerksamkeit und Rücksichtnahme durch andere Menschen – und stattdessen Aufbau angemessenen Alternativverhaltens und systematische Gesundheitsförderung (s. auch 4.2 ›Schmerzassoziierte Zielsetzungen‹)

➤ Verringerung langfristig negativer Konsequenzen von Schmerzen wie z. B. Funktionseinbußen, Mobilitätsverlust, Einschränkungen der körperlichen und geistigen Belastbarkeit

Zu ähnlichen symptomspezifischen Zielsetzungen gelangt man, wenn man verhaltenstherapeutische Schmerztherapie aus dem Blickwinkel des **Selbstmanagement-Ansatzes** (Kanfer et al., 1996) betrachtet. Hiernach sind folgende Schritte auf Schmerztherapie zu adaptieren:

1. Vermittlung von **Wissen und Information** über Schmerz und Schmerzentstehung, um zu einem bio-psycho-sozialen Schmerz- und Behandlungsmodell zu gelangen
2. Verbesserung der **Selbstwahrnehmungs- und Selbstbeobachtungsfähigkeit** *(Wann, wo, in welchen Situationen, unter welchen Umständen treten Schmerzen auf? Wie machen sie sich genau bemerkbar? Unter welchen Bedingungen treten sie nicht auf?)*
3. Identifizierung von Schmerzauslösern und ihre Beseitigung bzw. Vermeidung (so genannte **Reiz- oder Stimuluskontrolle**)
4. Vermittlung spezieller **Methoden / Techniken zur Schmerzbeeinflussung** bzw. **Schmerzbewältigung** *(Entspannungsmethoden, systematische Aufmerksamkeitslenkung, Schmerzfokussierung bzw. -defokussierung, positive Selbstinstruktion, verhaltensbezogene Strategien etc.)*
5. Anleitung zu adäquater Rückmeldung über die Ergebnisse der gewählten Intervention (**Selbstevaluation**) (Belohnung für Erfolg, konstruktive Kritik für Misserfolg und Planung nächster Lösungsschritte)

4.2 Schmerzassoziierte Zielsetzungen

Zielsetzungen, die sich auf **mitbeteiligte, zugrunde liegende** oder **assoziierte Problembereiche** der Schmerzstörung richten, beschäftigen sich häufig mit folgenden Themen:

➤ Verbesserung von *Problemlösefähigkeiten* im Umgang mit privaten oder beruflichen Belastungssituationen
➤ Förderung *sozial und emotional kompetenten Verhaltens* im Sinne gelingender Kontakt- und Beziehungsgestaltung ein-

schließlich des erfolgreichen Umgangs mit zwischenmensch-
lichen Problem- und Konfliktsituationen (z. B. angemessener
Ausdruck von Ärger, Durchsetzungsfähigkeit, Abgrenzungs-
fähigkeit, konstruktiver Umgang mit Kritik)
➤ Verbesserung von *Beziehungs- und Konfliktfähigkeit*, insbesondere über eine bewusstere und realistischere Selbstwahrneh-
mung und ein situationsangemesseneres Verhaltensspektrum,
durch das interpersonelle Prozesse befriedigender gestaltet
werden können.

Während die therapeutische Arbeit bei den zuletzt genannten Zielsetzungen vornehmlich *defizitorientiert* ist, geht es beim Ansatzpunkt der **Ressourcenaktivierung** um die **Förderung und Stärkung gesunder Anteile** im Patienten, die ja häufig im Laufe einer
länger dauernden Schmerz- bzw. Krankheitsentwicklung in den
Hintergrund treten, aus dem persönlichen Blick geraten und ver-
kümmern. Entsprechend wichtig es, nicht nur Schmerzen und
damit verbundene Probleme zum ausschließlichen Thema einer
Therapie zu machen, sondern auch gesundheitsbezogene Ressourcen (wieder) zu entdecken und zu fördern. Darauf gerichtete Zielsetzungen sind häufig folgenden Themen gewidmet:

➤ Förderung psycho-physischer Balance und innerer Harmoni-
sierung – »Freundschaft mit dem eigenen Körper schließen«
(Seemann, 1998)
➤ Entwicklung von Genussfähigkeit – Aktivierung hedonisti-
scher (d. h. genussbetonter) Ressourcen
➤ Verbesserung des allgemeinen Wohlbefindens

Fiedler (2001) benennt folgende Zielaspekte als grundlegende
Merkmale und Kennzeichen verhaltenstherapeutischen Handelns,
die unmittelbar auch auf die Arbeit mit Schmerzpatienten übertragbar sind und somit eine abschließende, zusammenfassende
Sicht auf das gesamte Spektrum verhaltenstherapeutischer Zielsetzungen herstellen, die auch in der Schmerztherapie zur Anwendung gelangen:

1. **Patientenschulung** im Sinne umfassender Information und Aufklärung über das zu behandelnde Beschwerdebild
2. **Problemaktualisierung und Problembewältigung** im Sinne konkreter, präziser und fundierter Anleitung und direkter Unterweisung der Betroffenen in Problembewältigung und Aktivierung persönlicher Ressourcen
3. **Selbstmanagement** im Sinne der systematischen Schulung in Selbstbeobachtung, Selbstkontrolle und Selbstevaluation, Anleitung der Patienten zum eigenen Therapeuten
4. **Aktivierung sozialer Ressourcen** im Sinne der Beteiligung von Bezugspersonen an der Behandlung ebenso wie die Aktivierung von Unterstützungssystemen, beispielsweise in Form von Selbsthilfegruppen
5. **Transfersicherung** im Sinne der Aufklärung des Patienten über Rückfallrisiken und ihre Vermeidung

Die *individuellen Ziele* werden in jedem Falle gemeinsam mit dem Patienten erarbeitet, ausgewählt und festgelegt. Dies gilt auch für die anschließende Entwicklung einer Behandlungsstrategie und die Auswahl geeigneter Interventionen aus der Erkenntnis heraus, dass die *gemeinsame* Vorstellung von dem, was einen gelingenden therapeutischen Prozess ausmacht, ein wesentlicher Prädiktor für Therapieerfolg und die dafür erforderliche Änderungsmotivation darstellt.

Mit Strategien zur Motivationsförderung und schmerztherapeutischen Interventionen beschäftigen sich die nachfolgenden Kapitel. Zuvor soll das schon bekannte Fallbeispiel aufgegriffen werden. Nach der ausführlicher erläuterten Diagnostik (Kap. 3.2, 3.3) geht es nun im nächsten Schritt darum darzulegen, welche Zielsetzungen sich daraus für eine symptomspezifische und zugleich problemassoziierte Schmerztherapie ableiten lassen.

4.3 Fortsetzung des Fallbeispiels (von S. 46 ff.) »Wo soll der Hebel angesetzt werden?«

Ausgehend von der Verhaltensdiagnostik planten wir mit der Patientin ein zweigleisiges Vorgehen: Zum einen sollte es um die Verbesserung von Kompetenzen im unmittelbaren Umgang mit der Schmerz- und sonstigen Beschwerdesymptomatik gehen, zum anderen sollte die therapeutische Arbeit an den psychischen Belastungsfaktoren ansetzen, die die Chronifizierung begünstigen, und hier zu einer Veränderung überdauernder unangemessener Haltungen und Einstellungen bzw. zur Verringerung von Verhaltensdefiziten und Überwindung von Wahrnehmungs- und Handlungsblockaden führen.

Aus diesen Hauptzielsetzungen gingen die folgenden Sub-Ziele hervor:

1. Verbesserung aktiver Schmerzbewältigungsstrategien
2. Entzug der psychotropen Medikation und Optimierung ggf. erforderlicher medikamentöser Schmerztherapie
3. Sensibilisierung für mentale und psycho-soziale Stressfaktoren, insbesondere im Hinblick auf die eigenen Anteile, mit denen sich die Patientin immer wieder in chronische Stress- und Überforderungszustände bringt
4. Distanzierung von dysfunktionalen Anspruchshaltungen (vor allem im Umgang mit leistungsbezogenen Aufgabenstellungen), Orientierung an realistischen, langfristig erfolgsorientierten Maßstäben
5. Erlernen psycho-physischer Spannungsregulation, insbesondere in stressinduzierenden Situationen
6. Verbesserung allgemeiner Entspannungs-, Ausgleichs- und Genussfähigkeit
7. Förderung von Problem- und Konfliktlösefähigkeiten im Umgang mit beruflichen und familiären Belastungssituationen

Welche therapeutischen Maßnahmen im Hinblick auf diese Zielsetzungen gewählt wurden und wie der weitere Therapieverlauf von Frau H. aussah, wird sich wie ein roter Faden durch die folgenden Interventionskapitel ziehen.

5. Strategien zur Motivationsförderung

5.1 Der problematische Schmerzpatient

Patienten mit chronischen Schmerzstörungen werden im Allgemeinen als schwierige Klientel angesehen (s. Tab. 6). Sie sind häufig überzeugt von einer ausschließlich organischen Verursachung ihrer Schmerzen und erwarten dementsprechend eine medizinische Behandlung, die optimalerweise zu einer Beseitigung, zumindest aber zu einer deutlichen Verringerung der Schmerzen führen sollte. Ihrem Krankheitsverständnis zufolge gilt es einen Defekt zu reparieren, und hierfür ist der Experte »Arzt« zuständig. Sie selber schreiben sich eine passive Rolle, eine »Patienten«rolle zu. Entsprechend hoch sind die Erwartungen an die behandelnden Ärzte und Therapeuten, die damit häufig schon von vornherein zum Scheitern verurteilt sind.

Hier sind die gängigen Vorurteile zusammengefasst:

➤ Schmerz ist nur ein *lokales* Geschehen

➤ Schmerz weist immer auf einen *körperlichen Defekt*

➤ Der *Arzt ist Experte* für die Beseitigung von Schmerzen und der zugrunde liegenden Ursachen *(Reparatur)*

➤ *Patienten*-Status (passive Haltung)

➤ Erwartung gründlicher *medizinischer Diagnostik*, »dem Täter auf der Spur«

➤ Erwartung ausschließlich *medizinischer Behandlung* (Medikamente, physiotherapeutische Anwendungen)

➤ Skepsis bis hin zu Ablehnung von Therapiekonzepten und Behandlungsangeboten, die *psychische* Faktoren einbeziehen

➤ in der Arzt-Patienten-Beziehung: Misserfolgserwartung angesichts fehlgeschlagener Behandlungsversuche in der Vergangenheit oder idealisierte Vorstellungen von Behandlungskompetenz

---

Tabelle 6: »Der problematische Fall«

Psychologischen und verhaltensbezogenen Betrachtungen und damit einer Beschäftigung mit eigenen Anteilen ihrer chronischen Schmerzen stehen solche Patienten oftmals sehr misstrauisch und ablehnend gegenüber. Sie fühlen sich mit solchen Angeboten nicht richtig ernst genommen, in die »Psycho-Ecke« gedrängt oder als »Simulant« abgestempelt. Andererseits sind die Übernahme von Eigenverantwortung und aktive Beteiligung an der Behandlung chronischer Schmerzen aber unabdingbar für das Gelingen und den Erfolg einer Therapie.

Für den Psychotherapeuten ist es in einer solchen Situation wichtig sich vor Augen zu führen, dass die meisten dieser Patienten über viele Jahre hinweg eine Odyssee fehlgeschlagener medizinischer Behandlungsversuche hinter sich gebracht haben mit immer wieder neu geweckten Hoffnungen auf Heilung durch noch nicht ausprobierte Behandlungsmethoden, die jedoch über kurz oder lang wieder von Misserfolg und Enttäuschung abgelöst wurden. Wenn Schmerzpatienten schließlich einen Psychotherapeuten aufsuchen, geschieht dies häufig aus dem Erleben heraus, von Ärzten fallen gelassen und abgeschoben worden zu sein und dass in Ermangelung wirksamer Hilfe plötzlich alles »auf die Psyche geschoben wird«, ohne mit einer solchen Antwort irgendetwas Klärendes und Zielführendes anfangen zu können.

Wenn trotz einer solchen Verunsicherung der Kontakt zum Psychotherapeuten aufgesucht wird, sollte dieser Schritt aus Therapeutensicht als mutiger Entschluss gewertet werden, den es gerade im Erstkontakt mit einem chronischen Schmerzpatienten zu würdigen und ernst zu nehmen gilt.

Die meisten Blockaden, die sich Psychotherapeuten zu Beginn einer Behandlung in den Weg stellen, sind zurückzuführen auf

➤ einseitige somatische Erklärungsmodelle für Beschwerden und der Mangel an Wissen und Einsichten in psychosomatische Zusammenhänge

➤ fehlende, verzerrte oder falsche Information über die Inhalte psychotherapeutischer Behandlung

➤ Angst vor Neuem bzw. der Veränderung vertrauter Gewohnheiten, auch wenn sie eng mit dem verbunden sind, was Be-

schwerden bereitet und bislang mit Belastungen und Beeinträchtigungen einhergegangen ist
➤ sekundären Krankheitsgewinn i. S. positiver Konsequenzen, die mit der jeweiligen Problematik verbunden sein können (z. B. materielle Vergünstigungen, soziale Unterstützung und Anerkennung)

Aus dem Wissen um solche potenziellen Motivationshindernisse, die sich auch in der Anfangsphase der psychotherapeutischen Begegnung mit Schmerzpatienten auftun können, folgt konsequenterweise eine Fokussierung auf die jeweiligen Blockaden, die einer Zielsetzung in Richtung eines bio-psycho-sozialen Schmerz- und Behandlungskonzeptes entgegenstehen und die Auswahl darauf zugeschnittener hilfreicher, lösungsorientierter Interventionen.

5.2 Interventionen bei Informationsdefiziten

5.2.1 Wissensvermittlung (Schmerzedukation)

Die Vermittlung sachgerechter Informationen über ein Krankheits- oder Beschwerdebild .ist bereits für sich genommen eine hoch wirksame Intervention. Aus Untersuchungen an Patienten mit somatoformen Beschwerden wissen wir, dass in 50–70% der Fälle bereits wenige Wochen nach entsprechenden Erklärungen durch den Hausarzt eine Remission eintrat.

Für die sog. *Schmerzedukation* verfügen wir mittlerweile über ein vielfältiges Angebot an Informationsmaterialien, für Therapeuten und Patienten gleichermaßen. Sie reichen von ausgearbeiteten Vortragsentwürfen für Therapeuten über Videopräsentationen bis hin zu einer großen Auswahl an Informationsbroschüren und Selbsthilfebüchern für Betroffene und Angehörige. Viele Krankenkassen haben inzwischen das Thema »Schmerz« in ihre Serie von Ratgebern aufgenommen. *Eine Auswahl an Hilfsmitteln für die Schmerzedukation befindet sich auf einer Liste im Anhang zu diesem Buch.* Der folgende Text entstammt einer Informationsbroschüre, die aus der eigenen Arbeit mit Schmerzpatienten entstanden ist und sich als nützliche Erklärungshilfe bewährt hat.

Was ist Schmerz?

Jeder hat schon mal Schmerzen gespürt – und doch fällt es schwer genau zu beschreiben, was Schmerzen eigentlich sind. Die Internationale Gesellschaft zum Studium des Schmerzes (IASP) definiert Schmerz als »ein unangenehmes Sinnes- und Gefühlserlebnis, das mit aktueller oder potenzieller Schädigung verknüpft ist oder mit Begriffen einer solchen Schädigung beschrieben wird«.

Diese Definition aus dem Jahre 1979 betont das persönliche Erleben des Schmerzbetroffenen und hat damit eine Wende im bis dahin vorherrschenden Schmerzverständnis eingeleitet. Früher hat man Schmerzen als einen rein körperlichen Vorgang betrachtet. Um Schmerzen verstehen und behandeln zu können, waren Hinweise auf organische Ursachen, z. B. in Form von Verletzungen oder Entzündungen, erforderlich. Dieses Schmerzverständnis gehört heutzutage überholten Vorstellungen an. Wir alle wissen aus eigener Erfahrung, dass Schmerzen immer den gesamten Menschen erfassen. Insbesondere chronische Schmerzen sind bekannt dafür, dass sie sich auch auf die psychische Verfassung eines Menschen belastend und beeinträchtigend auswirken können. Viele Betroffene fühlen sich durch ständig vorhandene oder immer wiederkehrende Schmerzen in ihrem alltäglichen Leben gestört und behindert, in ihrem Bewegungs- und Handlungsspielraum eingeengt, in ihrer Leistungsfähigkeit reduziert. Sie erleben sich ihren Schmerzen oft hilflos und ohnmächtig ausgeliefert, ohne Kontrolle, deprimiert und hoffnungslos. Das heißt, dass Schmerzen immer auch einen psychischen (oder seelischen) Anteil haben. Die moderne Auffassung von Schmerzen geht aber noch einen Schritt weiter und schließt auch die soziale Dimension mit ein. Wenn Menschen unter Schmerzen leiden, erfährt das in der Regel die Aufmerksamkeit und Zuwendung anderer Menschen, wird mit Rücksichtnahme oder Schonung beantwortet.

Es gibt aber auch Kulturen, in denen Menschen von Kindesbei-

→

nen an dazu erzogen werden, sich Schmerzen nicht anmerken zu lassen. »Schmerzbewältigung« hat hier offensichtlich einen hohen Stellenwert, während in anderen Gesellschaften das Augenmerk eher auf dem Ausdruck des Schmerzes liegt. Der soziale Anteil am Schmerz und die Schmerzerziehung werden häufig in ihrer Bedeutung für die persönliche Schmerzerfahrung und den Umgang mit Schmerzen unterschätzt.

Zusammenfassend betrachtet bezeichnet die moderne Forschung heutzutage den Schmerz als »bio-psycho-soziales« Phänomen.

Wie entstehen Schmerzen?

Diese Frage können wir uns mittlerweile dank der bahnbrechenden Fortschritte der medizinischen und psychologischen Schmerzforschung der letzten Jahrzehnte gut erklären. Das war allerdings nicht immer so. Bis ins 19. Jahrhundert hinein über-

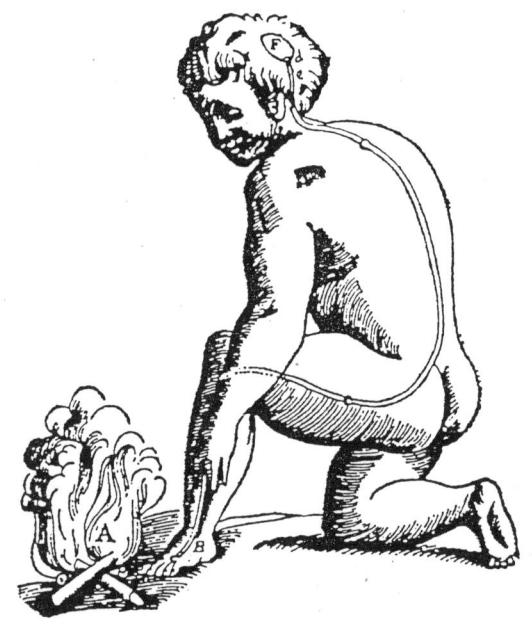

Das Schmerzmodell Descartes' aus: W. Keeser. et al. (1982)

wogen religiöse Erklärungen für Schmerzen. Der christlich-abendländischen Tradition zufolge wird Schmerz entweder als Strafe Gottes verstanden oder als Prüfung, die dem Menschen auferlegt wird und die es zu bestehen gilt. Solche religiös geprägten Ansichten begannen sich erst mit dem Beginn der Neuzeit und dem Aufkommen naturwissenschaftlich ausgerichteten Denkens zu wandeln. Von dem französischen Philosophen und Mathematiker René Descartes stammt ein erstes modernes Modell der Schmerzentstehung: Er stellte sich vor, dass dünne Stränge aus verschiedenen Teilen des Körpers zum Kopf laufen. Wenn nun wie in unserer Abbildung (auf der linken Seite) der Fuß von einer Flamme erhitzt wird, so rütteln an den Fäden kleine, sich heftig bewegende Partikel aus dem Feuer. Diese Bewegungen öffnen sodann im Gehirn Poren, durch die das Schmerzempfinden zustande kommen kann. Es wird sozusagen ein Seil betätigt, an dem man zieht, um am anderen Ende eine Glocke ertönen zu lassen. Dieses Modell postuliert im Prinzip eine direkte Reiz-Reaktions-Verbindung. Demzufolge müsste man erwarten können, dass die empfundene Schmerzstärke in Abhängigkeit vom Ausmaß des Schmerzreizes, z.B. der Größe der Verletzung, steht. Dass dem nicht zwingend so ist, wissen die meisten Menschen oft schon aus alltäglichen Schmerzerfahrungen. Es gibt aber auch spektakuläre Gegenbelege für das Descartes'sche Schmerzmodell, wie z.B. die eindrucksvollen Schilderungen, die man aus der Militärmedizin vergangener Kriege kennt, in denen über schwer verwundete Soldaten berichtet wird, die kaum Schmerzen verspürt haben und keine ärztliche Behandlung benötigten, wahrscheinlich weil sie glücklich waren, dem Schlachtfeld lebend entkommen zu sein. Oder denken wir an das Phänomen des sog. Phantomschmerzes. Wie soll man mit dem Descartes'schen Schmerzmodell erklären können, dass manche Amputierte in ihrem fehlenden Gliedmaß extrem starke Schmerzen verspüren?

Erst in den letzten Jahrzehnten ist es Wissenschaftlern mehr und mehr gelungen, das »Geheimnis Schmerz« zu enträtseln und

→

damit nicht nur eine Vorstellung davon zu gewinnen, wie es zur Schmerzwahrnehmung und zum Schmerzerleben kommt, sondern auch, wie man sich aufgrund dessen die Beeinflussung und Veränderung von Schmerzen vorstellen kann.

Heute weiß man, dass an dem Vorgang der Schmerzentstehung vor allem drei verschiedene Körpersysteme beteiligt sind:

1. die Sinneszellen
2. das Rückenmark und
3. das Gehirn

Betrachten wir uns diesen Vorgang im Folgenden genauer. Wir wählen dafür als Einstieg der Einfachheit halber ein Beispiel aus dem alltäglichen Leben. Wie man auf der neben stehenden Zeichnung erkennen kann, handelt es sich dabei um einen verletzten Daumen. Wer mag, kann das Schmerzgeschehen aber auch an anderen Stellen beginnen lassen, sei es an der Körperoberfläche oder in tiefer gelegenen Strukturen wie Bindegewebe, Knochen, Gelenke, Muskeln oder innere Organe.

Sowohl in der Haut als auch in anderen Geweben des Körpers befinden sich spezielle Nervenzellen, die wie Fühler arbeiten, deren Aufgabe darin besteht, Schmerzbotschaften aufzunehmen und auf den Weg zum Gehirn zu schicken. Diese Schmerzfühler nennt man *Schmerzrezeptoren*. Manchmal liegen bis zu 200 solcher Nervenzellen pro Quadratzentimeter dicht gedrängt beieinander, z. B. in den Fingerkuppen und am Zahnbein. An anderen Stellen wie z. B. im Rückenbereich sind sie spärlicher verteilt.

Viele Schmerzrezeptoren reagieren auf *mehrere Reizarten*, z. B. auf Temperaturreize wie Hitze im Fall von Verbrennungen oder auf starke mechanische Reize, etwa in Form von Stößen, Quetschungen, Prellungen, extremen Dehnungen usw., oder auf chemische Reize, womit entweder die direkte Einwirkung von Chemikalien auf die Haut oder Schleimhäute gemeint sein kann oder aber die noch häufiger vorkommenden biochemischen Veränderungen, die bei Entzündungen hervorgerufen werden.

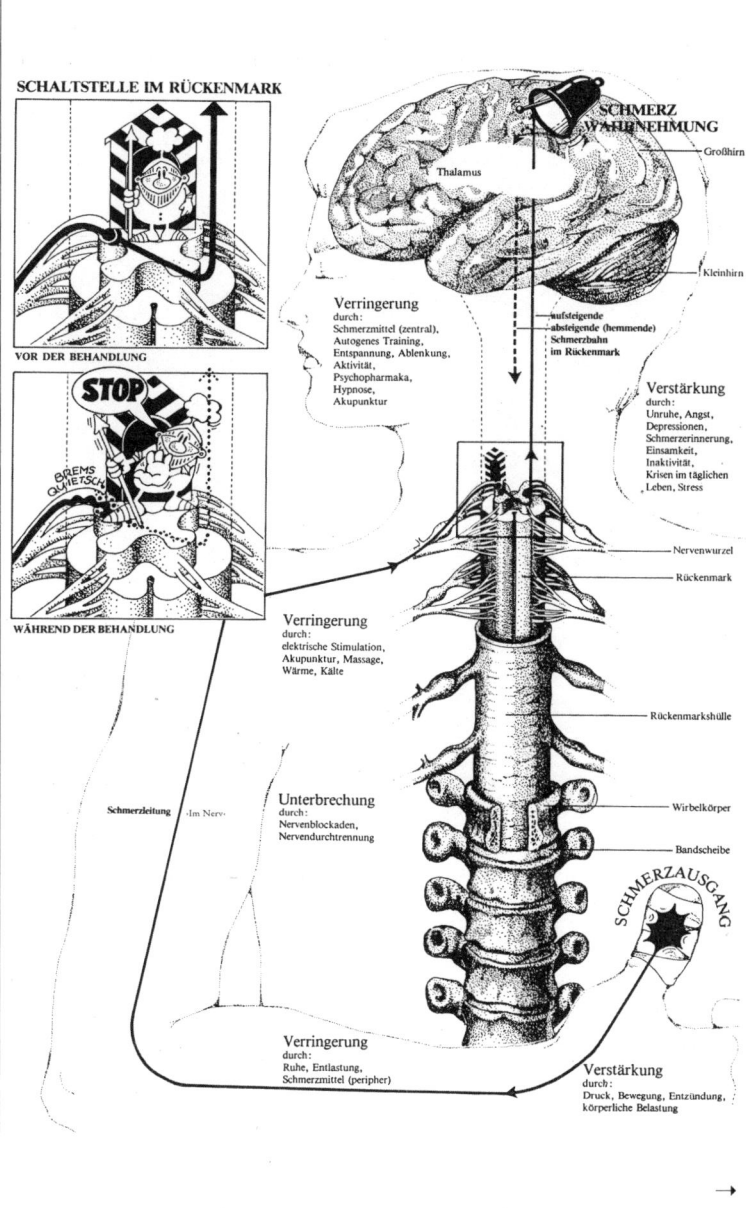

SCHALTSTELLE IM RÜCKENMARK

VOR DER BEHANDLUNG

WÄHREND DER BEHANDLUNG

STOP
BREMS QUIETSCH

SCHMERZ WAHRNEHMUNG

Großhirn

Thalamus

Kleinhirn

Verringerung
durch:
Schmerzmittel (zentral),
Autogenes Training,
Entspannung, Ablenkung,
Aktivität,
Psychopharmaka,
Hypnose,
Akupunktur

aufsteigende
absteigende (hemmende)
Schmerzbahn
im Rückenmark

Verstärkung
durch:
Unruhe, Angst,
Depressionen,
Schmerzerinnerung,
Einsamkeit,
Inaktivität,
Krisen im täglichen
Leben, Stress

Nervenwurzel

Rückenmark

Verringerung
durch:
elektrische Stimulation,
Akupunktur, Massage,
Wärme, Kälte

Rückenmarkshülle

Schmerzleitung   ·Im Nerv·

Unterbrechung
durch:
Nervenblockaden,
Nervendurchtrennung

Wirbelkörper

Bandscheibe

SCHMERZAUSGANG

Verringerung
durch:
Ruhe, Entlastung,
Schmerzmittel (peripher)

Verstärkung
durch:
Druck, Bewegung, Entzündung,
körperliche Belastung

→

Wie auch immer, äußere oder innere Reize versetzen die Schmerz-rezeptoren in Aktion, und die entstandene Erregung, sozusagen eine elektrische Nachricht, wird über spezielle Leitungssysteme, die man Nervenbahnen nennt, weitertransportiert.

Die nächste wichtige Station auf dem Weg der Weiterleitung von Schmerzreizen ist das *Rückenmark*. Alle Nervenbahnen von der Körperoberfläche und dem Körperinneren treffen hier zusammen. Von den Knochen der Wirbelsäule schützend umhüllt, ziehen im Rückenmark unvorstellbar viele Nervenbahnen auf und ab und verbinden unser Gehirn mit dem restlichen Körper.

Hier gelangen die eintreffenden Nervenbahnen mit den Schmerzreizen an erste wichtige Stellen, die man als *Schaltstationen* bezeichnen kann. An diesen Stellen – wohlgemerkt: wir befinden uns noch auf einer Ebene unterhalb des Gehirns – passieren bereits sehr wichtige Vorgänge:

Zum einen können die eintreffenden Schmerzreize *Reflexe* auslösen, die zur Anspannung von Muskelgruppen oder zu einer Veränderung der Durchblutung im verletzten Körperteil führen. Im akuten Fall erfüllen solche Reflexe eine sinnvolle Schutzfunktion. Wir alle kennen den Wegzieh- oder Fluchtreflex, mit dem wir ein verletztes Körperteil von der Schmerzquelle entfernen und in Sicherheit bringen, beispielsweise die Hand, die von einer heißen Herdplatte zurückschnellt, oder das blitzartige Hochnehmen des Fußes, mit dem wir beim Barfußlaufen über eine Wiese in eine Glasscherbe getreten sind. Im Falle chronischer Schmerzen können solche reflexartigen Reaktionen jedoch das Gegenteil bewirken und zu einer ungewollten Verstärkung der Schmerzimpulse führen. So kann ein Schmerz im Rücken dazu führen, dass sich Muskeln verspannen, was noch mehr Schmerzen auslöst. Es kommt zu einer sog. positiven Rückkopplung, zu einem Aufschaukelungsprozess, der die Entstehung eines chronischen Schmerzes begünstigt. »Der Schmerz unterhält sich selbst« ist die Umschreibung eines solchen Teufelskreises.

An den Schaltstationen im Rückenmark können aber auch bereits *Hemmungen von Schmerzimpulsen* ausgelöst werden, weil dort neben Schmerzreizen auch Informationen aus anderen Sinneszellen, die etwa in der Haut oder der Muskulatur liegen, eintreffen und in Konkurrenz zu den Schmerzsignalen treten können. Dies passiert zum Beispiel dann, wenn wir uns stoßen und die schmerzende Stelle reiben. Auch die schmerzlindernde Wirkung von Wärme- oder Kältebehandlung beruht auf diesem Prinzip.

Besonders interessant sind vom *psychologischen Standpunkt* aus betrachtet Nervenbahnen, die vom Gehirn absteigen und ebenfalls an den erwähnten Schaltstellen im Rückenmark ankommen. Auf diese Weise können Vorgänge, die im Gehirn stattfinden, Einfluss nehmen auf die Nachrichtenleitung und Informationsübertragung im Rückenmark. Dieses überaus wichtige Prinzip lässt sich bildlich gesprochen mit einem Tor vergleichen, durch das alle Schmerzreize vor ihrer Weiterleitung an das Gehirn hindurchmüssen. Diese Tatsache wurde in den letzten Jahren als die »*Tor-Theorie des Schmerzes*« bekannt. Je nachdem, wie weit das Tor geöffnet ist, können mehr oder weniger Schmerzimpulse Eingang in das Rückenmark finden und damit den Weg zum Gehirn in die bewusste Schmerzwahrnehmung passieren. Innere Unruhe und Anspannung, ängstliche Selbstbeobachtung, Sorgen, ständiges Nachdenken über den Schmerz, Gefühle von Traurigkeit und Hoffnungslosigkeit sind bekannt dafür, dass sie zu einer Öffnung des Tores führen. Umgekehrt können wir uns durch Entspannung, ablenkende angenehme Tätigkeiten oder hilfreiche Gedanken in die Lage versetzen, das Tor zu schließen oder die Öffnung zu verringern.

Zum »Pförtner« des Schmerztores zu werden und damit den Vorgang der Schmerzleitung und -verarbeitung zu steuern, ist gebunden an bestimmte Fähigkeiten, die gezielt erlernbar sind. In diese Richtung gehen alle psychologischen Verfahren zur Schmerzbewältigung. Aber dazu noch später.

Vorerst befinden wir uns immer noch auf der Ebene des Rückenmarkes und verfolgen die Weiterleitung von Schmerzimpulsen auf dem Weg zum Gehirn. Von der ersten Schaltstelle des Schmerzleitungssystems im Rückenmark wird die Schmerz-

→

information über den *Hirnstamm* zum Zwischenhirn geschickt. Auf diesem Weg beeinflussen die Schmerzreize das Herz-Kreislauf-System, die Atmung und die allgemeine Spannungslage. Die Reaktionen, die dort ausgelöst werden, sind bei Schmerzen ähnlich wie bei Angst: Atmung und Puls werden schneller, die Pupillen erweitern sich, die Blutgefäße werden enger gestellt. Es wird Energie bereitgestellt, damit man es mit dem gefährlichen oder schädigenden Schmerzreiz aufnehmen kann. So verhält es sich zumeist bei akuten Schmerzen. Wenn Schmerzen allerdings chronisch werden, können diese Reaktionen auch häufig ausbleiben, weil sich schon so etwas wie eine Gewöhnung an die Schmerzreize eingestellt hat.

Im *Zwischenhirn* angekommen, muss der Strom aus Schmerzreizen eine *zweite Schaltstelle* durchfließen, bevor die eigentliche Schmerzempfindung zustande kommt. Diese Station ist besonders wichtig, weil sie der ersten Schaltstelle im Rückenmark übergeordnet ist und von hier aus hemmende, »bremsende« Impulse auf die Schmerzleitung auf Rückenmarksebene gesendet werden können. »Bremswirkungen« kommen zum Beispiel dann zustande, wenn über das Großhirn die Nachricht »ungefährlich«, also Entwarnung, übermittelt wird. Ein entsprechendes Signal wird innerhalb von Sekundenbruchteilen an die Schaltstelle im Zwischenhirn gesandt und von dort aus weiter an die Schaltstelle im Rückenmark.

Die Schaltstelle Zwischenhirn wird aber nicht nur von Gedanken beeinflusst, sondern steht auch in enger Verbindung mit unserem *gefühlsmäßigen Erleben*. Ärger, Wut, Angst, Hilflosigkeit, Traurigkeit, aber auch Freude, Wohlbefinden, Zufriedenheit sind Gefühle, die vom Zwischenhirn, in dem die zweite Schaltstelle unserer Schmerzleitung liegt, gesteuert werden. Über diese eng zusammenliegende Verbindung lässt sich erklären, dass Gefühle über eine Art Direktschaltung in entscheidendem Maß Einfluss auf die Schmerzwahrnehmung haben. In der Regel ist es so, dass negative, unangenehme Gefühle unsere Schmerzwahrnehmung verstärken und dass positive Gefühle sie abschwächen können.

Wenn die Schmerzimpulse dann im *Großhirn* angekommen sind, und das passiert trotz der ausführlichen Erklärungen in Sekundenschnelle, ist die Station erreicht, wo uns der Schmerz bewusst wird. Dort finden die Wahrnehmung, Bewertung und Beurteilung der eintreffenden Information mit anschließender Handlungsplanung statt. Erst hier kommt es zum eigentlichen Erlebnis »Schmerz«. Ohne diesen Teil des Gehirns ist keine bewusste Schmerzwahrnehmung möglich. Wenn wir beispielsweise durch eine Vollnarkose in einen Tiefschlaf versetzt oder durch einen Schlag auf den Kopf bewusstlos geworden sind, ist unsere Schmerzwahrnehmung vorübergehend ausgeschaltet. Wir werden erst dann wieder Schmerzen empfinden können, wenn wir aus der Narkose oder der Ohnmacht aufwachen.

Wie jemand Schmerzen wahrnimmt und bewertet, hat entscheidenden Einfluss auf die Schmerzempfindung. Schmerzen, die als gefährlich oder bedrohlich eingeschätzt werden, von denen ich glaube, dass sie sich meiner Kontrolle und Einflussnahme entziehen, dass ich nichts dagegen tun kann, dass ich mich in mein Schicksal hilflos fügen muss, werden viel stärker und quälender empfunden.

Wie jemand Schmerz in einer bestimmten Situation empfindet, daran ist auch das »Schmerzgedächtnis« beteiligt. Damit bezeichnet man Strukturen im Gehirn, in denen alles Bedeutsame gespeichert ist, was man bislang im Zusammenhang mit Schmerzen erlebt hat. Das Schmerzgedächtnis hilft uns, ein akutes Schmerzereignis anhand des Vergleichs mit früheren Schmerzerfahrungen zu bewerten, z. B.: *»Diese Schmerzen kenne ich schon – ich weiß, womit ich mir helfen kann«* oder aber *»Solche Schmerzen hatte ich noch nie – hoffentlich steckt nichts Ernstes dahinter«.*

Das Schmerzgedächtnis kann uns allerdings auch Streiche spielen. Eine momentane Situation kann beispielsweise einer früheren so ähnlich sein, dass das Schmerzgedächtnis sie nicht auseinander halten kann. Es treten Schmerzen auf, obwohl kein Grund dafür vorliegt. Mit kleineren Kindern macht man manch-

→

mal die Erfahrung, dass sie sich heftig wehren, wenn sie die Haare geschnitten bekommen sollen, möglicherweise, weil der Frisör mit Instrumenten hantiert, die unangenehme, schmerzhafte Erfahrungen hinterlassen haben.

Ein anderes Beispiel ist auch vielen von uns Erwachsenen bekannt: Gerade noch hatten wir heftige Zahnschmerzen und haben uns endlich dazu durchgerungen, zum Zahnarzt zu gehen. Betreten wir aber die Arztpraxis, sind die Schmerzen auf einmal wie weggeblasen. Dieses Phänomen erklärt man sich damit, dass sozusagen »aufgewachte« Gedanken und Gefühle aus dem Schmerzgedächtnis eine so starke Reaktion hervorgerufen haben, dass das Schmerzleitungssystem kurzzeitig blockiert wurde.

So weit zu einigen Beispielen aus dem Alltagsleben, die den Einfluss von Aufmerksamkeit, Gedanken, Gefühlen, Stimmungen und dergleichen auf den »Wächter des Schmerztores« illustrieren sollten, Beispiele, die vermutlich jeder schon mal erlebt hat.

Was kann man selbst gegen Schmerzen tun?

Jeder von uns Menschen trägt in sich die Möglichkeit zur Beeinflussung von Schmerzerleben und Schmerzempfinden! Durch gezielte Therapiemaßnahmen kann man lernen, dieses Potenzial systematisch zu fördern und nutzen zu lernen, um auf diese Weise zu einem erfolgreichen »Schmerzmanager« zu werden. Es handelt sich dabei um Angebote, die sehr viel Ähnlichkeit haben mit Lern- und Trainingsprogrammen, die man bereits aus anderen Lebensbereichen kennt.

Das Erlernen von Schmerzbewältigungsfähigkeiten kann auf verschiedenen Ebenen stattfinden:

- körperliche Symptome des Schmerzes, z. B. hohe Muskelspannung, und der häufig anzutreffende Teufelskreis aus Schmerzen und Verspannungen mit weiterer Schmerz- und Spannungsverstärkung können z. B. durch Entspannungsmethoden gelindert werden,

- hinderliche, negative, schmerzverstärkende Gedanken und Einstellungen und damit verbundene unangenehm erlebte Gefühle können in hilfreiche und bewältigende Gedanken verwandelt werden und führen zu einem »Ich-kann«-Erleben,
- ein festgerosteter innerer Scheinwerfer, der nur noch auf die Wahrnehmung von Schmerzen eingestellt ist, kann durch das Erlernen von systematischer Aufmerksamkeitslenkung wieder beweglicher gemacht werden,
- ein bereits seit längerer Zeit bestehendes Rückzugs-, Schon- und Vermeidungsverhalten kann durch ein gestaffeltes Aktivierungstraining rückgängig gemacht werden.

Es geht aber in jeder Schmerztherapie nicht nur um das Training direkter Einflussnahme auf Schmerzen, sondern zusätzlich zu einer wirksamen »Feuerwehr« auch »Brandverhütung« zu erlernen. Hierfür wird es wichtig sein, in Erfahrung zu bringen, ob es bestimmte Bedingungen oder Umstände im Leben gibt, die Schmerzen auslösen oder verstärken können. Wenn dies der Fall ist, so lohnt es sich zu prüfen, ob solche Einflüsse vermieden oder beseitigt werden können oder ob es darauf zugeschnittene psychologische Angebote der Problemlösung oder besseren Problembewältigung gibt.

Wie auch immer, keine der aufgezeigten Methoden und Änderungsvorschläge funktionieren auf Anhieb, sondern erfordern die nötige Zeit und Geduld, sie zu erlernen. Auch hierfür können wir uns an Erfahrungen aus dem bisherigen Alltagsleben orientieren. Autofahren gelang den meisten auch nicht bereits mit der 1. Fahrstunde, und selbst nach bestandener Führerscheinprüfung dauerte es noch einige Zeit, bis man schließlich durch Fahrpraxis zu einem routinierten Autofahrer wurde.

Und nicht jede Methode funktioniert bei jedem gleichermaßen gut. Also gilt es bei allen therapeutischen Vorschlägen und Anregungen für sich selbst herauszufinden, womit man am besten zurechtkommt und was am besten wirkt. Mit einer solchen Haltung verschaffen Sie sich eine optimale Ausgangslage für die folgenden therapeutischen Angebote ...

5.2.2 Exploration von Alltagserfahrungen zu Schmerz und Schmerzbewältigung

Mit dieser Intervention ist gemeint, dem Patienten vor Augen zu führen, über welche »psychosomatischen« Schmerzerlebnisse er bereits verfügt, ohne sich dessen bewusst zu sein.

Jeder von uns hat schon mal die Erfahrung gemacht, dass man eifrig und konzentriert irgendwelche handwerklichen Arbeiten verrichtet, z. B. im Haushalt, im Garten oder in der Werkstatt, und plötzlich feststellt, dass man an der Hand blutet. Und in dem Moment merkt man dann auch, dass man sich verletzt hat und dass es wehtut. Wie ist diese Erfahrung zu verstehen? Wenn jede Verletzung, sprich jeder Schmerzreiz, unmittelbar eine Schmerzreaktion hervorruft, hätte die Wunde in dem Moment bemerkt werden müssen, als sie entstand. Dies war aber nicht der Fall. Stattdessen ist durch die gespannte Konzentration auf die Aufgabe das Schmerzereignis gar nicht wahrgenommen worden.

Anhand eines solchen Beispiels kann man auch ohne elaborierte Schmerzedukation an Alltagserfahrungen anknüpfen, mit denen der Einfluss und die Bedeutung psychischer Faktoren auf die Schmerzempfindung demonstriert werden kann. Der vielleicht noch skeptische Schmerzpatient soll anhand einer solchen Erfahrung sensibilisiert werden für Möglichkeiten der Schmerzbeeinflussung, über die er unbemerkterweise bereits verfügt, mithin eine Ressource, die man durch ein gezieltes Training noch systematisch fördern und ausweiten könnte. Vielleicht gibt es noch mehr Hilfreiches zu entdecken, dessen er sich bislang nicht bewusst war?

Eine solche Intervention kann im optimalen Sinne anregend sein zu weiterer, gezielter Selbstbeobachtung (s. Kap. 6) und als erlebensnaher Einstieg in eine anschließende Wissensvermittlung über Schmerz und Schmerzentstehung dienen (s. Kap. 5.1.1).

5.2.3 Verhaltenstests oder Verhaltensexperimente

Ein ebenso erlebensnaher und motivationsfördernder Auftakt für die Beschäftigung mit Schmerz und Schmerzbeeinflussung kann von Verhaltenstests oder Verhaltensexperimenten ausgehen. Mit dieser Methode bezeichnen Verhaltenstherapeuten die gezielte Provokation des jeweiligen Problemverhaltens, um es unmittelbar beobachtbar zu machen und den Patienten im Anschluss daran direkt nach kognitiven, emotionalen, physiologischen und handlungsbezogenen Reaktionsanteilen zu befragen.

Schmerzprovokationstests werden in erster Linie genutzt, um Zusammenhänge zwischen körperlichen und psychischen Anteilen an einer Schmerzempfindung zu demonstrieren und den modulierenden Effekt von Aufmerksamkeitslenkung und kognitiver Bewertung auf die Wahrnehmung körperlicher Signale erlebbar werden zu lassen.

Ich habe in meiner schmerztherapeutischen Arbeit mit unterschiedlichen Provokationsmethoden Erfahrungen gesammelt und habe zu einem »Favoriten« gefunden, den ich genauer vorstellen möchte. Es handelt sich dabei um den sog. **Eiswasser-Test** (cold pressor test).

Dazu besorgt man sich am besten einen 10-Liter Eimer, halb gefüllt mit Eiswasser. Taucht man einen Arm bis zum Ellbogen in das Eiswasser, entsteht ein recht starker Schmerz in weniger als einer Minute. Ihren englischen Namen »cold pressor test« verdankt diese Methode der Tatsache, dass der Schmerz mit einem Blutdruckanstieg verbunden ist. Eine genaue Anleitung befindet sich im Kasten auf der folgenden Seite.

Mit einer solch einfach auszuführenden Übung wie dem Eiswasser-Test kann es auf verhaltens- und erlebensnahe Weise gelingen, Patienten einen motivationsfördernden Einstieg zu bahnen in die Beschäftigung und Auseinandersetzung mit Schmerz als einem komplexen Phänomen, an dem sie selber mit ihrer jeweils individuellen Wahrnehmung und gedanklichen Verarbeitung beteiligt sind, die zudem beeinflusst sein kann durch situative, z. B. soziale, Bedingungen wie etwa die Beobachtung durch andere Personen. Auch wenn es sich bei dieser Übung um einen akut erzeugten Schmerz handelt, ist das darüber vermittelbare bio-psycho-soziale Schmerzmodell auch auf chronische Schmerzen übertragbar.

Bischoff et al. (1999) verwenden in ihrem Schmerzbewältigungstraining als Schmerzprovokationsmethode ein Gummiband, das um eine Fingerspitze gewickelt wird.

Diese Prozedur kann man mit Patienten im Einzelkontakt durchführen, empfiehlt sich aber vor allem in einem Gruppensetting. Für die Schmerzübung werden drei bis vier Teilnehmer gebraucht, die sich in der Regel problemlos gewinnen lassen, weil erfahrungsgemäß die Neugierde überwiegt. Die anderen Gruppenmitglieder fungieren als aufmerksame Beobachter. Einer von ihnen wird noch als Assistent benötigt, um während der Übung Zeiten zu stoppen und zu protokollieren.

Die nachfolgenden Instruktionen sind variabel. Eine Variante besteht darin, die Teilnehmer aufzufordern, sich mit dem Eintauchen in das Eiswasser voll auf die Hand und den Unterarm zu konzentrieren und genau wahrzunehmen, was passiert. Der Therapeut versucht mit gezielten Fragen die Aufmerksamkeit immer wieder auf die Empfindungen in Hand und Arm zu lenken und den dabei auftretenden Schmerz in allen Einzelheiten zu erfassen. Die Teilnehmer werden sich auf diese Weise rasch des sehr unangenehmen Kälteschmerzes bewusst und beenden nach kurzer Zeit die schmerzhafte Situation. Die Dauer im Eiswasser steht in dieser Übung für die gemessene Schmerztoleranz. In der nachfolgenden Besprechung (»Was haben Sie an Hand und Arm beobachten können?« »Was ging Ihnen dabei durch den Kopf?« »Was hat Sie bewogen abzubrechen?« »Was haben die anderen beobachten können?«) wird deutlich, dass die Eiswasser-Übung nicht nur eine schmerzhafte körperliche Erfahrung, sondern auch ein psychisches und soziales Erlebnis darstellt. Typische Kommentare richten sich auf die Wettbewerbssituation, der man sich nicht entziehen konnte und auf ehrgeizige Vorsätze, auf jeden Fall durchzuhalten und nicht der erste zu sein, der aufgibt. Andere berichten darüber, wie sie sich in der schmerzhaften Situation zu helfen versucht haben, indem sie sich zu erinnern versuchten, was ihnen sonst bekanntermaßen bei Schmerzen hilft. Auf diese Weise lässt sich anhand der spontanen Kommentare der Übungsteilnehmer bereits die Wirkung von Aufmerksamkeitslenkung aufzeigen, die in einem späteren Abschnitt der Therapie als Schmerzbewältigungstechnik vorgestellt wird und systematisch trainiert werden kann.

Eine andere Instruktion für den Eiswasser-Test kann darin bestehen, dass die Teilnehmer während der Schmerzprovokation durch den Therapeuten motiviert werden, einer Geschichte zuzuhören, die eine Rätselaufgabe enthält. Über eine solche Art der »Ablenkung« kommt es regelmäßig zu längeren Verweildauern im Eiswasser, die Schmerztoleranz steigt.

Dort soll es einen *Ischämieschmerz* erzeugen, der durch Drosselung der Blutzirkulation hervorgerufen wird. Mit Hilfe dieser Technik lernen Patienten die Wirksamkeit von Schmerzbewältigungsübungen, z. B. den Einsatz von Entspannungstechniken, zu prüfen. Auch hierbei dient der »Schmerztest« der Veranschaulichung psychobiologischer Zusammenhänge und deren Beeinflussbarkeit.

Im Anschluss an solche Übungen könnte dann im nächsten Schritt Wissensvermittlung im Sinne von *Schmerzedukation* erfolgen, z. B. mit Hilfe des Informationstextes auf den Seiten 61 ff. oder anderen Medien.

5.3 Interventionen bei Angst vor Neuem

Sich auf bislang unbekannte Therapiekonzepte und -maßnahmen einzulassen, zumal solche, die auch die eigenen Anteile am Zustandekommen und der Aufrechterhaltung von Schmerzen ansprechen, heißt für die meisten Patienten, »Neuland« zu betreten. Ein solcher Schritt löst immer ein grundlegendes Bedürfnis nach Orientierung aus, dem Rechnung getragen werden muss, bevor man mit konkreten Aufgaben, Interventionen etc. beginnen kann. Die (chronischen) Schmerzen sind im Vergleich dazu paradoxerweise schon etwas Bekanntes, Vertrautes.

Um Angst vor Neuem oder vor Veränderung entgegenzutreten, haben sich folgende Regeln bewährt:

So wie es für Verhaltenstherapeuten selbstverständlich ist, gemeinsam mit dem Patienten ein plausibles und laienverständliches individuelles Modell für die Entstehung, Auslösung und Chronifizierung ihrer Schmerzen zu erarbeiten, gilt auch für die anschließende Therapieplanung das Grundprinzip, *Transparenz* herzustellen über die in Frage kommenden Maßnahmen und den Patienten aktiv in die Behandlungsplanung einzubeziehen. Verhaltenstherapeuten profitieren hierbei von dem Vorteil, dass ihre Interventionen rational erklärbar und zugänglich sind, sodass Patienten nicht vor der Situation stehen, »die Katze im Sack kaufen zu müssen« oder sich auf einen Prozess einzulassen, deren Ausgang sie nicht absehen können.

Den Patienten in die Behandlungsplanung einzubeziehen heißt auch, anstelle von Verordnungen *gemeinsame Entscheidungen* über Zielsetzungen und Auswahl therapeutischer Maßnahmen herbeizuführen. Andere Autoren sprechen auch von gemeinsamer »Prozessphantasie« als wesentlichem Prädiktor für Therapieerfolg.

Über den Verlauf der Therapie hinweg gilt es, den angestrebten Veränderungsprozess fortlaufend dem Patienten anzupassen und mit ihm abzustimmen, insbesondere im Hinblick auf dessen Auffassungsvermögen und seiner Lern- und Umstellungsfähigkeit, um Versagensbefürchtungen und Insuffizienzerleben entgegenzuwirken.

Sämtliche bislang erwähnten Strategien dienen dazu, im Patienten *subjektives Kontrollerleben* aufzubauen bzw. zu stärken und damit Ängsten vor Kontrollverlust entgegenzuwirken.

Widerstand, sich auf Therapie einzulassen, kann auch in bisherigen gescheiterten Behandlungsversuchen begründet liegen, sodass es immer ratsam ist, solche Misserfolge gemeinsam mit dem Patienten auf mögliche Ursachen hin zu durchleuchten: »Warum hat es Ihrer Ansicht nach nicht geklappt?« »Was sollten wir aus den Vorbehandlungen lernen?« »Worauf sollten wir achten, um dieses Mal erfolgreicher zu sein?« »Nicht mehr desselben praktizieren!« »Von den Vorbehandlern lernen!«

Besonderes Augenmerk gilt dabei der Entwicklung *realistischer Zielsetzungen* im Sinne kleiner, überschaubarer Kurzzeit-Ziele, die es Patienten erleichtern, sich auf das »Wagnis« Therapie zunächst in erträglichen Dosen einlassen zu können. Hierüber herbeigeführte Erfolgserlebnisse stärken zwangsläufig Vertrauen in Selbstwirksamkeit und Änderungskompetenz und helfen Motivation zu stärken.

Therapeuten geraten in ihrer Arbeit mit Schmerzpatienten leicht in die Gefahr, in ihren Kompetenzen missverstanden, idealisiert oder abgewertet zu werden. Umso wichtiger ist es von Anfang an, seine eigene Rolle zu definieren, Kompetenzen zu benennen und Grenzen aufzuzeigen.

Letztlich gilt für alle motivationspsychologischen Überlegungen, dass Menschen *immer* motiviert sind, die entscheidende Frage somit die ist, motiviert *wofür*? Für die therapeutische Arbeit mit Schmerzpatienten soll dieser Grundsatz wachsam halten dafür, dass nicht selbstverständlich vorausgesetzt werden kann, dass die Verbesserung eines Beschwerdebildes für jeden ein attraktives Veränderungsziel darstellt. »If you have to prove you are ill, you can't get well« (Hadler, 1996). Wenn Krankheitsgewinn (z. B. in Form von Entschädigungszahlungen, Rentenbezügen, Verantwortungsabgabe, Beziehungsstabilisierung im familiären oder beruflichen System) die Nachteile der Schmerzproblematik übersteigt, wird es keine Chance zur Motivierung für eine Therapie geben können.

5.4 Fortsetzung des Fallbeispiels (von S. 57 ff.) »Wie kommt ein therapeutischer Prozess in Gang?«

Entsprechend dem in Kapitel 4 vorgestellten Therapiezielkatalog sollte die Behandlung mit der Förderung aktiver Schmerzbewältigungskompetenzen beginnen. Selbstmanagement zu lernen erfordert im ersten Schritt vor allem Wissen darüber, was überhaupt beeinflusst werden soll. Somit bekam Frau H. zunächst einmal die auf den Seiten 61 bis 71 vorgestellte Broschüre »Was ist Schmerz?« überreicht und als Lektüre bis zur nächsten Sitzung empfohlen. Die Patientin fand daran besonders bemerkenswert, dass sie zum erstenmal gut verständliche Informationen darüber erhalten hatte, was bei Schmerzen eigentlich genau abläuft, und war danach recht neugierig zu erfahren, wie es im nächsten Schritt weitergehen würde.

Frau H. bot sich anschließend die Gelegenheit, in einer Gruppe mit anderen Patienten an einem Schmerzbewältigungstraining teilzunehmen, das auch die Provokationsübung »Der heiße Stuhl« umfasste (beschrieben auf S. 117 ff.). Die Teilnehmer der Gruppe werden hierbei durch die Ankündigung, dass jemand von ihnen durch den therapeutischen Leiter ausgewählt wird, der sich durch die anderen Gruppenmitglieder einer kritischen Befragung zu einem heiklen Thema unterziehen müsse, in eine psychosoziale Stresssituation versetzt. Frau H. beobachtete spontan nach der Ankündigung der genannten Aufgabe – für sie überraschend und unerwartet – eine extreme Verstärkung ihrer Kieferschmerzen. Die nachfolgende Exploration ergab, dass die Ankündigung des therapeutischen Leiters eine Lawine negativer Gedanken ausgelöst hatte (Versagensbefürchtungen, selbstabwertende Gedanken), gefolgt von einem starken Spannungsanstieg und der Zunahme der Schmerzen. Frau H. gewann aufgrund dieses »Schlüsselerlebnisses« die Erkenntnis, dass sie sich auch in alltäglichen Situationen ähnlich verhält und sich permanent unter Leistungsdruck setzt. Die Patientin war von dieser Erfahrung sehr berührt. Sie hatte damit nicht nur die Einsicht gewonnen, sondern auch das hautnahe Erlebnis eines psychosomatischen Zusammenhanges ihrer Schmerzen beobachten können, was sich ausgesprochen motivationsfördernd auf die weitere Zusammenarbeit auswirkte und den nachfolgenden therapeutischen Prozess günstig beeinflusste.

Damit lag die Aufgabe, solche Zusammenhänge durch eine systematische Selbstbeobachtung genauer kennen lernen zu wollen, quasi auf der Hand und bildete den nächsten Therapieschritt (s. Kapitel 6).

6. Selbstbeobachtung

Die Förderung bzw. Verbesserung von Selbstwahrnehmungs- oder Selbstbeobachtungsfähigkeiten ist für die Entwicklung von Selbstmanagement-Kompetenzen ein grundlegender Bestandteil der therapeutischen Arbeit. Bevor sich jemand in die Lage versetzen kann, wirksam in ein Geschehen einzugreifen, benötigt er eine genaue Kenntnis dessen, was beeinflusst, sprich verbessert werden soll. Dies gilt auch für die therapeutische Arbeit mit chronischen Schmerzpatienten. In der Regel mangelt es Schmerzpatienten an differenzierten Angaben zu zeitlichen, sensorischen und qualitativen Merkmalen ihrer Schmerzen und möglicher situationsabhängiger Einflussfaktoren. Die Schmerzen sind »plötzlich da«, »völlig unerwartet, ohne erkennbaren Grund«, »wie aus heiterem Himmel«. Lässt man sich als Therapeut in solchen Fällen eingehender die vorangegangenen Stunden und Tage schildern, stößt man häufig auf Abläufe, die einen steigenden Spannungspegel hervorgerufen und schließlich eine Entgleisung in eine Schmerzattacke getriggert haben, ohne dass den Betroffenen diese Vorgänge bewusst geworden sind. Für sie sind Veränderungen erst dann spürbar, »wenn das Fass überläuft«. Andere Patienten wissen über ihre Schmerzen zu berichten, dass sie »ständig vorhanden sind, immer gleichbleibend, durch nichts zu beeinflussen«.

6.1 Stellenwert und Einsatz von Schmerztagebüchern

Die Verbesserung schmerzbezogener Selbstwahrnehmungs- oder Selbstbeobachtungsfähigkeiten ist in der traditionellen verhaltensmedizinischen bzw. verhaltenstherapeutischen Schmerzbehandlung eng mit dem Einsatz so genannter *Schmerztagebücher* oder *Schmerzprotokolle* verbunden.

Schmerztagebücher sind inzwischen zu einem unverzichtbaren Standardinstrument geworden. Sie fördern nicht nur die Selbstbeobachtungsfähigkeit des Schmerzpatienten und liefern darüber rückwirkend wiederum wichtige Informationen für die schmerzspezifische und verhaltenspsychologische Diagnostik, sondern dienen auch der mehrdimensionalen Evaluation des Behandlungsverlaufs und -erfolgs. Sie ermöglichen eine unmittelbare und kontinuierliche Überprüfung der Wirkung spezifischer Interventionen und liefern für die Beurteilung des Therapieerfolgs eine breite Datenbasis.

Schmerztagebücher existieren mittlerweile in großer Anzahl und Vielfalt. Tab. 7 enthält eine Zusammenstellung im deutschen Sprachraum verwendeter (veröffentlichter) Schmerztagebücher. Es handelt sich dabei um das Ergebnis einer Recherche, die von der Arbeitsgruppe zusammengetragen wurde, die bereits im Kapitel 3.2 (Psychometrische Diagnostik) vorgestellt worden ist.

lfd. Nr.	Name	Quelle
1.	DAI (Daily Activity Inventory)	Kröner-Herwig (1990)
2.	Schmerztagebuch des DRK-Schmerz-Zentrums Mainz	Nilges und Wichmann-Dorn (1992)
3.	Aktivitätsliste des DRK-Schmerz-Zentrums Mainz	Nilges und Wichmann-Dorn (1992)
4.	Tübinger Schmerztagebuch	Flor (1991)
5.	Schmerztagebuch	Jungnitsch (1992)
6.	Ulmer Schmerztagebuch	Hrabal, Kessler und Traue (1992)
7.	Heidelberger Schmerztagebuch	Seemann (1987)
8.	Kopfschmerztagebuch	Knapp (1983)
9.	Kopfschmerztagebuch	Kröner und Heiß (1982; siehe Knapp, 1983)
10.	Kopfschmerztagebuch	Maly et al. (1981; siehe Knapp, 1983)
11.	Kopfschmerz-Tagebuch	Gerber und Haag (1982; siehe Knapp, 1983)
12.	Migräne-Kopfschmerz-Tagebuch	Gerber et al. (1987)
13.	Migräne-Kopfschmerz-Tagebuch	Pfaffenrath und Gerber (1992)
14.	Schmerztagebuch BMFT-Projekt	Basler und Kröner-Herwig (1995)
15.	Bonner Schmerztagebuch	Scholz (1994)

Tabelle 7: Schmerztagebücher (entnommen aus: Redegeld et al., 1995)

Wie man an den in Tab. 7 aufgelisteten Schmerztagebüchern erkennen kann, existieren sie entweder in syndromspezifischer (z. B. für Kopfschmerz, Migräne) oder syndromunspezifischer Form. Analysiert man die genannten Schmerztagebücher hinsichtlich einzelner Variablen und damit verbundener Themengebiete, gelangt man zu der in Tab. 8 abgebildeten Zuordnung. Hiernach gehört zu den unverzichtbaren Bestandteilen eines jeden Schmerztagebuchs die Erfassung von Schmerzintensität und Schmerzdauer, des Weiteren

Variable / Themengebiet	lfd. Nummer im Tagebuch
Schmerzstärke (z. B. aktuelle, stärkste, durchschnittliche, zu ertragende)	1, 2, 4, 5, 6, 7, 8, 9, 10, 11, 12, 13, 14, 15
Schmerzdauer	5, 7, 10, 11, 12, 13, 14, 15
Schmerzlokalisation	5, 10, 11, 12
Schmerzqualität (sensorisch, affektiv)	4, 5, 10, 12, 15
Medikation (Bedarf, verordnet)	1, 3, 4, 6, 7, 8, 9, 10, 11, 12, 13, 14, 15
Ausmaß (körperlicher) Aktivität (global, bereichsspezifisch)	1, 3, 4, 6
Beeinträchtigung (global, bzgl. Tätigkeiten und Bedürfnissen)	1, 4, 7, 8, 10, 12, 14
Stimmung, Beeinträchtigung der Stimmung durch Schmerz	4, 5, 6, 7, 11, 12, 14
Belastung sozialer Beziehungen durch Schmerz	7
Wichtige Ereignisse, belastende Vorkommnisse, Stressbelastung	4, 5, 7, 11, 14, 15
Ausmaß positiver Erfahrungen, Gedanken, Empfindungen	1
Möglichkeit der Beeinflussung, Gefühl der Kontrolle, Hilflosigkeit	5, 7
Copingstrategien	8, 14, 15
Beschwerden (inkl. Vorsymptome und Begleiterscheinungen)	8, 10, 11, 12, 13
Erfolgserwartung bzgl. Therapie	5, 11

Tabelle 8: Themengebiete einzelner Schmerztagebücher (entnommen aus: Redegeld et al., 1995)

Positive Erfahrungen, Gedanken, Empfindungen: Notieren Sie ein »+«, »++«, oder »+++«, je nachdem, wie viel Positives Sie in der betroffenen Stunde erlebt haben. Falls gar nichts Positives zu berichten ist, notieren Sie »–«.

Aktivität: Schreiben Sie auf, welche Hauptaktivitäten Sie in den verschiedenen Positionen durchgeführt haben. Notieren Sie, wie viel Zeit in Minuten Sie in der Stunde im Sitzen, Gehen/Stehen bzw. Liegen verbracht haben. Die Zeiten 1, 2 und 3 müssen zusammen pro Zeile 60 Min. ergeben. Bitte kontrollieren Sie das!

Medikamente: Notieren Sie den Buchstaben des unten von Ihnen aufgeführten Medikaments und die eingenommene Dosis.

Schmerzstärke: Notieren Sie die durchschnittliche Stärke des Schmerzes pro Stunde (0 = kein Schmerz, 10 = stärkster Schmerz).

Tag: _____ **Datum:** _____

Uhrzeit	Positive Erfahrungen, Gedanken, Empfindungen	Aktivität				Medikamente		Schmerzstärke (0–10)
		sitzend Zeit 1	gehend Zeit 2	liegend Zeit 3	Zeit 1+2+3 = 60 Min.	Art	Dosis	

Haben Sie sich heute durch Ihre Schmerzen beeinträchtigt gefühlt? gar nicht 0--1--2--3--4--5--6--7--8--9--10 sehr stark

Medikamente: A: _____ B: _____ C: _____ D: _____

Abbildung 5a: »Daily Activity Inventory« entnommen aus: Kröner-Herwig (1999)

Positive Erfahrungen, Gedanken, Empfindungen: Notieren Sie ein »+«, »++«, oder »+++«, je nachdem, wie viel Positives Sie in der betroffenen Stunde erlebt haben. Falls gar nichts Positives zu berichten ist, notieren Sie »–«.
Aktivität: Schreiben Sie auf, welche Hauptaktivitäten Sie in den verschiedenen Positionen durchgeführt haben. Notieren Sie, wie viel Zeit in Minuten Sie in der Stunde im Sitzen, Gehen/Stehen bzw. Liegen verbracht haben. Die Zeiten 1, 2 und 3 müssen zusammen pro Zeile 60 Min. ergeben. Bitte kontrollieren Sie das!
Medikamente: Notieren Sie den Buchstaben des unten von Ihnen aufgeführten Medikaments und die eingenommene Dosis.
Schmerzstärke: Notieren Sie die durchschnittliche Stärke des Schmerzes pro Stunde (0 = kein Schmerz, 10 = stärkster Schmerz).

Tag: Montag   **Datum:** 7.1.2002

Uhrzeit	Positive Erfahrungen, Gedanken, Empfindungen	Aktivität						Zeit 1+2+3 = 60 Min.	Medikamente		Schmerzstärke (0–10)
		sitzend	Zeit 1	gehend	Zeit 2	liegend	Zeit 3		Art	Dosis	
7– 8	+	frühstücken	45	Frühst. machen	15	–	–	✓			1
8– 9	–	Auto fahren	35	warten	10	ausruhen	15	✓	A	2	3
9–10	++	–	–	–	–	lesen	60	✓			2
10–11	–	schlafen	40	–	–	ausruhen	20	✓			5
11–12	++	kochen	30	kochen	30	–	–	✓			5
12–13	+++	essen	50	–	–	ausruhen	10	✓			8
13–14	+	–	–	–	–	ausruhen	60	✓			9
14–15	++		–		–	Radio hören	60	✓	B	20 Tr.	6
15–16	+		–	einkaufen	60	–	–	✓			0
16–17	+	Kaffe trinken	25	putzen	35	–	–	✓			0
17–18	+	fernsehen	30	putzen	30	–	–	✓			2
18–19	–	fernsehen	60	–	–	–	–	✓			5
19–20	–	fernsehen	20	–	–	fernsehen	40	✓			8
20–21	–	–	–	–	–	fernsehen	60	✓			8
21–22	–	–	–	–	–	lesen	60	✓			8
22–23	–	–	–	–	–	schlafen	60	✓			–
23–24	–	–	–	–	–	schlafen	60	✓			–
24– 1	–	–	–	–	–	wach liegen	60	✓			3
1– 2	–	–	–	–	–	schlafen	60	✓			–
2– 3	–										

Haben Sie sich heute durch Ihre Schmerzen beeinträchtigt gefühlt? gar nicht 0––1––2––3––✗––5––6––7––8––9––10 sehr stark

Medikamente: A: Aspirin (1 Tabl. 500 mg)   B: Valoron Tr.   C: _____   D: _____

Abbildung 5b:
Beispiel für ein ausgefülltes Schmerztagebuch

die Protokollierung von Medikamenteneinnahme. Demgegenüber sind kognitive, emotionale und soziale Parameter der Schmerzerfahrung (immer noch) nicht standardmäßig vertreten.

Die Auswahl einer speziellen Version eines Schmerztagebuches wird letztlich immer auch von individuell relevanten Aspekten der Schmerzstörung und darauf gerichteter therapeutischer Zielsetzungen abhängig sein. Ein praktisches Beispiel hierfür ist das »Daily Activity Inventory« (DAI), das die Erfassung von Aktivitäten fokussiert sowohl hinsichtlich Ausmaß als auch Lagequalität (sitzend, stehend/gehend, liegend) (s. Abb. 5). Ein solches Schmerztagebuch eignet sich vor allem für solche Patienten, die ein ausgeprägtes Schon- und Vermeidungsverhalten entwickelt haben und für die eine wesentliche therapeutische Zielsetzung auf den systematischen, sukzessiven Aufbau funktionaler Aktivitäten (physisch, psychisch, sozial) gerichtet ist.

Eine gute Empfehlung für ein Standard-Schmerztagebuch, das ein breites Spektrum schmerzrelevanter und -assoziierter Merkmale abdeckt und dennoch für Patienten wie Therapeuten noch ökonomisch handhabbar ist, findet sich in Abb. 6. Es erfasst neben Schmerzintensität und -dauer medizinische Behandlungsmaßnahmen einschließlich Medikamenteneinnahme, des Weiteren das Ausmaß empfundener Behinderung und stimmungsmäßiger Beeinträchtigung, das allgemeine Wohlbefinden, den Grad subjektiver Einflussnahme auf Schmerzen (Selbstwirksamkeit), das Ausmaß psychischer Belastungen und die Schlafqualität.

Um die Compliance von Patienten für den Gebrauch und die Bearbeitung von Schmerztagebüchern zu fördern, sind folgende Ratschläge hilfreich:

1. Schmerztagebücher dürfen niemals »verordnet« werden, sondern müssen gemeinsam mit dem Patienten »erarbeitet« werden. Es ist wichtig, dass die einzelnen schmerzbezogenen Merkmale subjektive Relevanz haben, dass Patienten sie zu ihrem Beschwerdebild zugehörig erkennen. Auch der Bearbeitungsaufwand sollte dem angepasst sein, was Patienten bereit sind zu investieren. Gegebenenfalls entscheide man sich lieber für ein kürzer gefasstes tägliches Schmerzprotokoll, das regelmäßig und gründlich bearbeitet

Tagesprotokoll

Datum: _____

Tageszeit	Durchschnittliche Schmerzstärke	Schmerzdauer in Stunden
	keine — extrem stark	
Nacht (0–6 Uhr)	⓪ ① ② ③ ④ ⑤ ⑥ ⑦ ⑧ ⑨ ⑩	⓪ ① ② ③ ④ ⑤ ⑥
Morgen (6–12 Uhr)	⓪ ① ② ③ ④ ⑤ ⑥ ⑦ ⑧ ⑨ ⑩	⓪ ① ② ③ ④ ⑤ ⑥
Nachmittag (12–18 Uhr)	⓪ ① ② ③ ④ ⑤ ⑥ ⑦ ⑧ ⑨ ⑩	⓪ ① ② ③ ④ ⑤ ⑥
Abend (18–24 Uhr)	⓪ ① ② ③ ④ ⑤ ⑥ ⑦ ⑧ ⑨ ⑩	⓪ ① ② ③ ④ ⑤ ⑥

Wie viele Stunden in Ihrer Wachzeit hatten Sie heute insgesamt Schmerzen?: ____ Stunden

Tagesablauf (am Abend ausfüllen)

Arztbesuch (wegen Schmerzen): _____mal   Andere medizinische Maßnahmen: ____mal
Medikamente/Spritzen (Dosis/Menge)

A:_____   C: _____

B:_____   D: _____

1. In welchem Ausmaß hat der Schmerz Sie heute daran gehindert, das zu tun, was Sie eigentlich wollten?
   gar nicht   ⓪ ① ② ③ ④ ⑤ ⑥ ⑦ ⑧ ⑨ ⑩   sehr stark
   Was konnten Sie heute nicht tun?: _____

2. In welchem Ausmaß fühlten Sie sich heute durch Ihre Schmerzen in Ihrer Stimmung beeinträchtigt?
   gar nicht   ⓪ ① ② ③ ④ ⑤ ⑥ ⑦ ⑧ ⑨ ⑩   sehr stark

3. Wie wohl haben Sie sich heute gefühlt?
   gar nicht   ⓪ ① ② ③ ④ ⑤ ⑥ ⑦ ⑧ ⑨ ⑩   sehr wohl

4. Haben Sie heute, außer durch Medikamente, selbst Einfluss auf Ihre Schmerzen nehmen können?
   gar nicht   ⓪ ① ② ③ ④ ⑤ ⑥ ⑦ ⑧ ⑨ ⑩   sehr gut
   Wodurch?: _____

5. In welchem Ausmaß hatten Sie heute außer den Schmerzen noch andere Belastungen (Stress, Ärger, Angst, Sorgen usw.)?
   gar keine   ⓪ ① ② ③ ④ ⑤ ⑥ ⑦ ⑧ ⑨ ⑩   sehr viele
   Bitte nennen: _____

6. In welchem Ausmaß hat der Schmerz in der vergangenen Nacht Ihren Schlaf gestört?
   gar nicht   ⓪ ① ② ③ ④ ⑤ ⑥ ⑦ ⑧ ⑨ ⑩   sehr stark

Bitte kreuzen Sie an, was Sie heute durchgeführt haben:
1. Entspannungsübungen _____ mal   4. Angenehmes Erleben, Genießen ☐
2. Ablenkung ☐   5. Veränderung negativer Gedanken ☐
3. Aktiver Bewegungsausgleich ☐

Abbildung 6: »Schmerztagebuch« Basler, H.-D., Kröner-Herwig, B. (1998)
Psychologische Therapie bei Kopf- und Rückenschmerzen.
Quintessenz-Verlag, S. 60

wird, anstelle eines umfangreichen Schmerztagebuchs, das nur oberflächlich geführt wird und dann weniger valide Daten liefert. Compliance fördernd kann es auch sein, wenn man dem Patienten verschiedene (gleichwertige) Varianten von Schmerztagebüchern vorstellt und ihm die Auswahl eines einzelnen Instrumentes selbst überlässt (»das Schmerztagebuch meiner Wahl«). Letztlich können Schmerztagebücher auch als individuelle Versionen mit dem Patienten gemeinsam entworfen werden.

2. Wenn Schmerztagebücher zum Einsatz gelangen, müssen sie zu einem regelmäßigen Bestandteil der therapeutischen Kontakte gemacht werden. Es darf nicht das Gefühl aufkommen, dass der Patient Papier für die Schreibtischschublade des Therapeuten produziert. In größeren schmerztherapeutischen Einrichtungen, die im Gruppensetting arbeiten, werden so genannte »Tagebuchgruppen« angeboten, in denen man sich regelmäßig zur Reflexion über die Ergebnisse der Selbstbeobachtung trifft.

3. Patienten begegnen Schmerztagebüchern häufig mit Bedenken, dass durch die zumeist mehrmalige tägliche Protokollierung des Schmerzerlebens eine besondere Aufmerksamkeitszuwendung auf den Schmerz entstünde, was letztendlich zu einer systematischen Schmerzverstärkung führe. Hierbei handelt es sich nachweislich um Vorurteile, die bislang empirisch nicht bestätigt werden konnten. Vielmehr ist zu erwarten, dass die kontinuierlichen Aufzeichnungen eine Präzisierung und Vergegenständlichung des Schmerzes bewirken, was beim Patienten zu einem erleichternden Distanzierungseffekt führen kann.

4. Um das Führen von Schmerztagebüchern zu einer kontinuierlichen Aufgabe über einen längeren Zeitraum zu etablieren, sind Hinweise hilfreich, die allgemein für Gewohnheitsbildungen oder Rituale nützlich sind, wie z. B. die Zeit für Eintragungen an bestimmte bereits bestehende alltägliche Routinen (z. B. Mahlzeiten, Aufstehen / zu Bett gehen) anzukoppeln, oder an einem leicht zugänglichen, am besten sichtbaren Platz griffbereit zu halten, oder durch »Signalpunkte« (farbige Klebepunkte), die an häufigen Kontaktstellen angebracht werden, an die Selbstbeobachtungsaufgabe zu erinnern und zum Schmerzprotokoll aufzufordern.

6.2 Fortsetzung des Fallbeispiels (von S. 77 f.) »Genauer hingeschaut ...«

Nachdem Frau H. verschiedene Varianten von Schmerztagebüchern vorgestellt bekommen hatte, entschied sie sich für das Beispiel in Abb. 6. Es schien ihr insgesamt gut handhabbar und nicht zu aufwändig für eine regelmäßige Protokollführung. Im Unterschied zu anderen Schmerztagebüchern, die nur die direkte Schmerzsymptomatik erfassen, interessierten Frau H. bei ihrer Wahl vor allem die Fragen, die sich von nun an jeden Tag auf die Stimmungslage und mögliche Stressbelastungen richten sollten. Es wurde vereinbart, dass künftig zu Beginn jeder Therapiesitzung die ersten 10 Minuten für die Besprechung und Auswertung des Schmerztagebuches reserviert sein sollten, das von nun an die weiteren therapeutischen Schritte kontinuierlich begleiten sollte.

Bereits nach 14 Tagen zeichneten sich in den Eintragungen gewisse Regelmäßigkeiten ab: Die Schmerzintensität auf der Numerischen Rating-Skala (1–10) lag morgens zumeist bei 5–6 und erfuhr tagsüber bis zum Abend häufig eine Steigerung bis auf Stärke 9. Die Schmerzdauer betrug 16–18 Stunden täglich. Schlafstörungen durch die Schmerzen wurden nicht angegeben, weil die Pat. regelmäßig vor dem Zubettgehen Schlafmittel (Neurocil 25 mg und Stilnox) einnahm, auf die sie nicht verzichten mochte. Nachdem Frau H. noch bis zu den ersten psychotherapeutischen Kontakten täglich von ihrem Zahnarzt Anästhesien erhalten hatte, versucht sie inzwischen auf schmerzstillende Medikamente völlig zu verzichten, zumal die Anästhesien nicht die erhoffte durchschlagende Wirkung brachten. Über den ersten 2-Wochen-Zeitraum konnte Frau H. überdies beobachten, dass sie sich täglich durch ihre Schmerzen deutlich behindert und beeinträchtigt fühlte (7–8 auf der Numerischen Rating-Skala), dass sie selber nur wenig Einfluss auf ihre Schmerzen nehmen konnte (2–3) und dass sie sich häufig durch Stress und Ärger belastet sah (8–9). Im letzten Feld, das für Schmerzbewältigungsaktivitäten vorgesehen ist, hat Frau H. in diesem Zeitraum noch keine Eintragungen vorgenommen.

Dies sollte sich mit dem nächsten Therapieschritt ändern, nämlich dem Erlernen einer Methode, die zu einer verbesserten Entspannungsfähigkeit und Spannungsregulation führen soll. In diesem Zusammenhang spielen Selbstbeobachtungsaufgaben wiederum eine wichtige Rolle, diesmal in noch präziserer Form, als durch das Schmerztagebuch erfasst (s. Kapitel 7).

7. Entspannungsmethoden in der Schmerztherapie

Entspannungsmethoden zählen allgemein zu den gut untersuchten, in ihrer Wirksamkeit hinreichend belegten psychotherapeutischen Interventionen (s. Vaitl u. Petermann, 1994; Petermann u. Vaitl, 1994). Dies gilt auch für das Anwendungsfeld der Therapie chronischer Schmerzstörungen (vgl. z. B. Gerber, 1994; Rehfisch u. Basler, 2007).
Entspannungsübungen können hierbei in mehrfacher Hinsicht wirkungsvoll sein:

➤ Sie helfen einen erhöhten Spannungs- und Erregungszustand zu verringern, der häufig mit Schmerzen einhergeht, und mindern die damit verbundene Stressreaktion mitsamt den körperlichen und psychischen Begleiterscheinungen.
➤ Sie ermöglichen insbesondere eine Unterbrechung des Teufelskreises aus Schmerzen und Muskelspannung, die sich gegenseitig aufschaukeln können, und führen zu einer Abnahme zu hoher Muskelspannung.
➤ Schließlich ist mit der Durchführung von Entspannnungsübungen immer auch eine gezielte Lenkung und Beeinflussung von Wahrnehmungs- und Aufmerksamkeitsprozessen verbunden. Darüber kann die Schmerzwahrnehmung »in den Hintergrund treten«. Genauere Hinweise hierzu sind dem Kapitel 8 (»Methoden der Aufmerksamkeitslenkung«) vorbehalten.

Die populärsten Entspannungsmethoden sind nach wie vor das Autogene Training (AT) und die Progressive Muskelrelaxation bzw. -entspannung (PMR / PM). Beide Verfahren sind hinlänglich bekannt und vielfach beschrieben worden, sodass auf eine Wiederholung von Basisinformationen in diesem Buch bewusst verzichtet worden ist. Für die Progressive Muskelrelaxation findet sich im Anhang dieses Buches aus Gründen einer schnellen Verfügbarkeit eine entsprechende Anleitung (s. S. 192 ff.).

Beim Vergleich der beiden Entspannungsmethoden im schmerz-therapeutischen Anwendungsfeld sprechen viele Experten der Progressiven Muskelentspannung mehr Vorteile zu:

PMR wird im Allgemeinen eine leichtere Erlernbarkeit zugeschrieben. Das Grundprinzip besteht aus dem Anspannen und anschließenden Lockerlassen (Entspannen) einzelner Muskelgruppen und der gezielten Wahrnehmung des Unterschieds zwischen Anspannungs- und Entspannungszustand. Eine solche Übung ist für jeden Patienten sofort nachvollziehbar. Die Wirkung (»Unterschieds-empfindung«) kann unmittelbar hergestellt werden. Jeder Patient erhält somit direkte Rückmeldung über die erfolgreiche Durchführung der Übungsaufgaben, was sich motivierend auf ein intensives, längeres Trainingsprogramm auswirkt. Im Unterschied dazu haben viele Schmerzpatienten beim AT Schwierigkeiten mit den Selbstsuggestionen und der Lenkung ihrer Aufmerksamkeit auf interozeptive Empfindungen wie Schwere und Wärme, die sich in der Regel erst mit Verzögerung einstellen und daher vom Patienten ein höheres Maß an Geduld und Frustrationstoleranz fordern.

Das PMR-Konzept erscheint vielen Schmerzpatienten als körperlich orientiertes Verfahren plausibler und somit leichter verständlich. Man darf im Vergleich mit dem AT auch nicht außer Acht lassen, dass dessen Selbstsuggestionen trotz sachgerechter Informierung oftmals der suspekte Eindruck von etwas Eingebildetem anhaftet, mit dem Schmerzpatienten in ihrer Behandlungskarriere häufig genug unangenehme Erfahrungen gemacht haben.

Das Grundprinzip der PMR hat zur Folge, dass dem Spannungszustand der Muskulatur per se große Aufmerksamkeit gewidmet wird. Dies ist für Patienten mit chronischen Schmerzstörungen insofern von besonderer Relevanz, als sie sich – wie schon eingangs angesprochen – häufig in einer Schmerz-Muskelspannungs-Schmerz-Spirale befinden. Das Erlernen von PMR hat dann den Vorteil, dass die Wahrnehmungsfähigkeit für Muskelspannungszustände verbessert und präzisiert wird und über bewusste Entspannung von Muskulatur auch die Chance einer Schmerzverringerung herbeigeführt werden kann.

So weit zu den Vorteilen der Progressiven Muskelrelaxation im Vergleich mit dem Autogenen Training. Ich möchte das Kapitel

»Entspannungsmethoden in der Schmerztherapie« vor allem dazu nutzen, stärker auf den *Anwendungsbezug* einzugehen und die Probleme anzusprechen, die sich Patienten dabei in den Weg stellen können.

In meinem hauptsächlichen Erfahrungsfeld, der stationären Therapie chronischer Schmerzstörungen, habe ich immer wieder Patienten kennen gelernt, die bereits über Vorerfahrungen mit Entspannungsmethoden verfügten und diese meist negativ beurteilten (»... hat mir irgendwie nicht richtig geholfen«, »... hat mir nichts gebracht«). Wenn man sich auf die Suche begibt nach den Gründen für Misserfolg, bekommt man häufig erklärt, dass die Übungen unter Anleitung oder auch in Eigenregie in einem geschützten Rahmen zumeist von angenehmen Empfindungen begleitet waren, aber Enttäuschungen dann auftraten, wenn solche Übungen in Schmerz- oder Stress- und Belastungssituationen angewandt wurden und der erwartete Erfolg ausblieb. Bei vielen Patienten wird man feststellen, dass sie zwar bereits Erfahrungen mit einer »Technik« gemacht haben, aber noch nicht gezielt die erfolgreiche Anwendung in den für sie wichtigen Situationen vermittelt bekommen haben.

Meiner Erfahrung nach ist es hilfreich, im Hinblick auf das Erlernen von Entspannungsmethoden die damit verbundene Zielsetzung zu präzisieren:

➤ Geht es vorrangig darum, über den Einsatz von Entspannungstechniken zu angenehmen Empfindungen zu gelangen und darüber sein Repertoire an Hilfsmitteln zu erweitern, mit denen Zustände von Wohlbefinden und Ausgeglichenheit gefördert werden können? Stehen die Entspannungsübungen neben anderen Möglichkeiten, wie z.B. einen erholsamen Spaziergang machen, ein entspannendes Bad nehmen oder eine nette Unterhaltung führen?

oder

➤ Geht es um den situationsspezifischen Einsatz solcher Methoden im Sinne einer umfassenderen Kompetenz, die sich treffender als psychophysische Spannungsregulation und Erregungssteuerung bezeichnen lässt? Eine solche komplexere Zielsetzung macht Modifikationen in der traditionellen Vermittlung von

Entspannungsverfahren notwendig, die im Folgenden ausführlicher als **Trainingsprogramm** »**Erregungssteuerung**« dargestellt werden.

Patienten erfahren hierbei, dass Erregung bzw. Spannung die Bedeutung von etwas Lebensimmanentem hat. Wir befinden uns in jedem Augenblick unseres Daseins in einem Spannungszustand, der uns z. B. ermöglicht, wach und aufmerksam zu sein, Informationen aus unserer Umgebung aufnehmen und verarbeiten sowie angemessen reagieren zu können. Wir wissen auch, dass Spannungszustände unterschiedliche Intensität haben können. Stellen wir uns hierzu ein »Spannungsbarometer« vor, das von »0« bis »100« reicht, wobei »0« nur ein theoretischer Bezugspunkt ist, den wir niemals erleben werden, weil er gleichbedeutend mit dem Eintreten des Todes ist. »100« steht dagegen für maximale Spannung oder Erregung, mit der die meisten konkrete Erfahrungen verbinden können, am ehesten im Zusammenhang mit unangenehmen Gefühlszuständen wie starke Angst oder Panik, Ärger oder Wut. Um den Punkt »50« liegt ein Bereich *mittlerer Aktivierung*, der für das Lernziel Erregungssteuerung eine bedeutsame Bezugsgröße bildet, insofern als eine längerfristige Einstellung auf diesen Bereich mit Gleichgewicht, Ausgeglichenheit, Homöostase, Wohlbefinden und psychosomatischer Gesundheit verbunden ist. Der Bereich mittlerer Aktivierung / Spannung / Erregung korrespondiert nachgewiesenermaßen dauerhaft mit dem höchsten Ausmaß an körperlichem und psychischem Wohlbefinden, mit innerer Stabilität und emotionaler Ausgeglichenheit und schafft optimale Voraussetzungen für Lern- und Leistungsfähigkeit und Belastbarkeit. Abweichungen von diesem Bereich mittlerer Aktivierung sind normale Erscheinungen und gesund, solange es letztlich immer wieder zu einer Rückregulierung in die Homöostase kommt. Beispiele hierfür sind Angst- und Panikzustände in Situationen, die mit Gefahr und Kontrollverlust verbunden sind, oder Ärger und Wut als Reaktion auf kränkendes oder verletzendes Verhalten anderer Menschen, oder »Lampenfieber« vor einer Prüfung, oder lähmende Traurigkeit und Antriebslosigkeit nach Verlust eines nahe stehenden Angehörigen.

Kommt es zu *länger dauernden* Abweichungen oder *wiederholt* auftretenden Entgleisungen in einen Zustand von Hochspannung oder Unterspannung hinein, ist mit gesundheitsschädigenden Konsequenzen zu rechnen.

Erregungssteuerung heißt vor diesem Hintergrund, Spannungszustände und ihre Auswirkungen auf körperliche und psychische Vorgänge regulieren zu können, und zwar in doppelter Hinsicht: sowohl ein Zuviel an Erregung senken als auch ein Zuwenig an Erregung anheben zu können. Das optimale Maß ist dabei immer abhängig von der jeweiligen Situation, in der man sich gerade befindet oder die einem bevorsteht. Wenn man einen berechtigten Anlass zu Angst, Ärger oder Sorgen hat, ist ein höherer Spannungszustand durchaus normal. Wenn man damit jedoch vor Leistungsaufgaben gestellt ist und gute Ergebnisse erzielen möchte, kann ein hoher Erregungspegel zu einem Störfaktor für Erfolg werden. Ebenso ungünstige Auswirkungen auf Leistungsverhalten hätte auch eine zu niedrige Aktivierung und Spannung (»Egal-Haltung«). Zur Vorbereitung auf das abendliche Einschlafen wäre dagegen eine Ent-Spannung optimal. Erregungssteuerung bezeichnet also die Fähigkeit, die individuelle Spannungslage so einstellen zu können, dass sie der jeweiligen Situation am besten angepasst ist.

Hierfür sind **drei Schritte** erforderlich, die einen **Lernprozess** bilden:

➤ Selbstbeobachtung
➤ Selbstbewertung
➤ Selbstveränderung

Selbstbeobachtung meint die systematische Wahrnehmung von Erregung bzw. Spannung und damit zusammenhängender körperlicher und psychischer Merkmale. Um einen Patienten hierzu anzuleiten, bedarf es zunächst der Auswahl individuell relevanter Beobachtungsmerkmale (*»Woran erkenne ich bei mir unterschiedliche Spannungslagen?«*). Für Patienten mit chronischen Schmerzen muss es sich hierbei nicht zwangsläufig um den Muskeltonus handeln (z. B. Spannungszustand der Stirnmuskulatur oder der Schulter-Nacken-Muskulatur), sondern kann sich auch auf Parameter des Atmungs- oder Herz-Kreislauf-Systems beziehen (z. B. Frequenz oder Tiefe der Atmung, Herzfrequenz …). Entscheidend ist, was dem Patienten gut wahrnehmbar erscheint. Im nächsten Schritt empfiehlt es sich, den Patienten zu regelmäßiger *zeitkontingenter* Beobachtung anzuleiten, bevor das Training mit *situationskontingenter* Beobachtung fortgesetzt wird.

Bei der zeitkontingenten Beobachtungsaufgabe sollen Patienten im Laufe eines Tages stündlich ihre allgemeine Spannungslage einschätzen. Hierfür benützen sie ein Beobachtungsprotokoll, das neben der Zeitachse das oben genannte »Spannungsbarometer« enthält. Am Ende eines Tages lässt sich auf diese Weise eine »Spannungskurve« ermitteln.

Name: _____   Datum: _____

Bitte schätzen Sie heute im Laufe des Tages stündlich Ihre allgemeine Spannungslage ein.

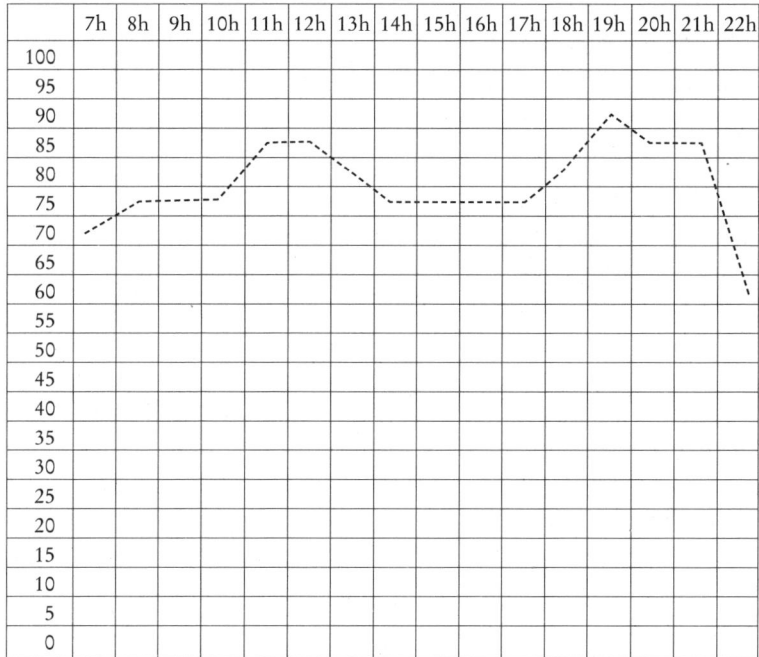

Abbildung 7: Selbstbeobachtungsprotokoll für die allgemeine Spannungslage

Abbildung 7 veranschaulicht das Ergebnis einer solchen Beobachtungsaufgabe am Fallbeispiel unserer Patientin mit chronischen Schmerzen im Kieferbereich. Dieses Protokoll entstand, nachdem die Patientin bereits einige Tage mit dieser Aufgabe vertraut war. Am Anfang tun sich die meisten schwer damit, Einschätzungen abzugeben, weil es ihnen noch an einem Bezugssystem hierfür mangelt. Dies entwickelt sich jedoch in der Regel nach wenigen Tagen kontinuierlicher Übung, ausgehend von anfänglich groben Zuordnungen zu immer differenzierteren Beurteilungen.

Das Diagramm lässt erkennen, dass sich die Patientin die meiste Zeit des Tages auf einem erhöhten Spannungsniveau befunden hat, das bereits kurz nach dem Aufwachen einsetzte und sich über den Verlauf des Tages hinweg bis zum Abend steigerte. Zu drei Zeitpunkten sind Abweichungen vom allgemeinen Trend erkennbar, eine deutliche Erregungsspitze am Vormittag von 11 Uhr bis 12 Uhr und eine noch höhere Erregungsspitze am frühen Abend um 19 Uhr, gefolgt von einem Spannungsrückgang gegen 22 Uhr. Diese Beobachtungen korrespondieren im Übrigen mit der Einschätzung der Schmerzintensitäten.

Ein solches Diagramm bildet die Grundlage für anschließende Überlegungen, wie sich Erregungsverläufe und dabei auftretende Schwankungen erklären lassen, und lenkt den Blick auf externe und interne Auslösebedingungen im Sinne stimulus- oder situationsspezifischer Analysen.

> Frau H. konnte sich bei der Besprechung ihres Beobachtungsprotokolls daran erinnern, dass sie an dem betreffenden Tag vormittags an ihrem Arbeitsplatz unerwartet und unvorbereitet an einer Konferenz teilnehmen musste, in der es um ein Projekt ging, mit dem sie selbst gerade intensiv beschäftigt war. Sie sei durch die unverhoffte Ankündigung ziemlich unter Druck geraten, der den Rest des Arbeitstages bestehen blieb. Für die Erregungsspitze am frühen Abend machte Frau H. ein Streitgespräch mit ihrer jüngsten Tochter verantwortlich, die sich zum wiederholten Male nicht um ihre häuslichen Pflichten gekümmert habe. Das habe sie förmlich ausrasten lassen. Den Spannungsrückgang gegen 22 Uhr führt sie auf die vorangegangene Einnahme ihres Schlafmittels zurück, danach sei sie allmählich ruhiger geworden, die Schmerzen hätten nachgelassen und sie sei in bleiernen Schlaf gesunken.

Aufbauend auf zeitkontingenten Beobachtungsprotokollen bietet sich die Fortsetzung im Sinne situationskontingenter Beobachtung an. Hierbei geht es darum, die Wahrnehmung des Patienten zu sensibilisieren für Bedingungen oder Ereignisse, die Veränderungen in Spannungsverläufen auslösen, wobei diese noch keiner Bewertung unterzogen werden, ob sie angemessen sind oder nicht. Dieser Lernschritt erfolgt in der nächsten Phase des Trainingsprogramms »Erregungssteuerung«, die sich mit Selbstbewertung beschäftigt. Zuvor erfolgt noch die Fortsetzung des Fallbeispiels in Form eines situationskontingenten Beobachtungsprotokolls für Spannungszustände (s. Abb. 8).

Name: _____   Datum: _____

Bitte schätzen Sie im Laufe eines Tages in unterschiedlichen Situationen, d. h. möglichst oft, Ihre allgemeine Spannungslage ein.

Situation	Spannung
beim Frühstück am Morgen, alleine, Zeitung lesen	50
auf dem Weg zur Arbeit, Gedanken an den bevorstehenden Tag	60
Telefonat mit einem schwierigen Kunden	80
Spaziergang während der Mittagspause	60
Gespräch mit dem Chef wegen bevorstehender Mehrarbeit	70
Nachmittags beim Einkaufen	50
Ärger mit der Tochter	80
Fernsehen auf der Couch	50

Abbildung 8: Selbstbeobachtungsprotokoll für situationsabhängige Spannungslagen

Die Beobachtungsprotokolle liefern die Substanz für den nächsten Schritt, der für die Fähigkeit zu kompetenter Erregungssteuerung benötigt wird, bei dem es darauf ankommt, Spannungszustände angemessen beurteilen zu lernen *(Selbstbewertung)*. Ob ein bestimmtes Ausmaß an Erregung vorteilhaft oder ungünstig ist, hängt wesentlich von der momentanen Situation ab, in der sich jemand befindet, und den vorherrschenden Intentionen. Dieses Prinzip ist bereits weiter oben an einigen Beispielen veranschaulicht worden.

> Bei Frau H. stellte sich heraus, dass sie in leistungsbezogenen Anforderungssituationen wie der oben beschriebenen Konferenz mit einem zu starken Spannungsanstieg reagiert, der sie blockiert und die Aufnahme und Verarbeitung von Informationen verlangsamt, sodass sich bei ihr das Gefühl einstellt, nicht richtig mitzukommen und nicht reaktionsschnell genug zu sein. In solchen Situationen käme es darauf an, steigende Spannung auf ein mittleres Aktivierungsniveau herunterregulieren zu können.
> Zu einem übermäßigen Spannungsanstieg kommt es des Weiteren in Ärgersituationen. Am Beispiel des Streitgespräches mit der Tochter kann Frau H. verdeutlicht werden, dass Ärger an sich eine sinnvolle Reaktion darstellt, die die nötige Energie liefert für die Auseinandersetzung mit dem störenden Ereignis, dass es aber auch hierbei auf das rechte Maß ankommt. Frau H.s »Ausflippen« mündete letztlich in einen emotionalen Schlagabtausch und verhinderte eine konstruktive Klärung. Andererseits erfordert Ärgerausdruck ein höheres Maß an Spannung, um beim Gegenüber auch ernst genommen zu werden. Frau H. nahm sich als Lernziel für solche Situationen vor, ihren Erregungspegel auf »70« einstellen zu können.

Lautet das Ergebnis der Bewertung »unangemessen«, ist Handlungsbedarf gegeben, und es stellt sich die Aufgabe, den Erregungspegel auf ein optimales Maß einzustellen **(Selbstveränderung)**. Dazu werden wirksame Methoden, »Instrumente« gebraucht. Zu Anfang des Kapitels war bereits vom Autogenen Training und von Progressiver Muskelrelaxation die Rede. Insbesondere das letztgenannte Verfahren ist sehr gut geeignet für ein anwendungsbezogenes Training im Sinne signalkontrollierter Kurzentspannung, auf die es in Alltagssituationen letztlich ankommt. Im Laufe des gesamten Trainings wird das Übungsprogramm in Abhängigkeit von der individuellen Lerngeschwindigkeit verkürzt, bis schließlich nicht mehr einzelne Muskelpartien angesprochen werden, sondern gleich der ganze Körper. Dabei werden alle Muskeln kurz angespannt und dann losgelassen. Dieser Vorgang dauert weniger als eine Minute und kann von daher in unterschiedlichste alltägliche Abläufe eingebaut werden.

Eine andere Methode zur Erregungssteuerung, die sich ebenfalls sehr gut anwendungsbezogen trainieren lässt, ist die so genannte »**Eutonie**«, sinngemäß zu übersetzen als »gute Spannung« oder »Wohlspannung«. Das Wirkprinzip dieses Verfahrens besteht darin, sich auf Druck- bzw. Kontaktflächen zu konzentrieren, die der Körper mit seiner Umgebung bildet. Es handelt sich so gesehen um eine Aufmerksamkeitslenkung auf propriozeptive Reize (Propriozeptoren sind Sensoren, die die Lage und Bewegung unseres Körpers registrieren).

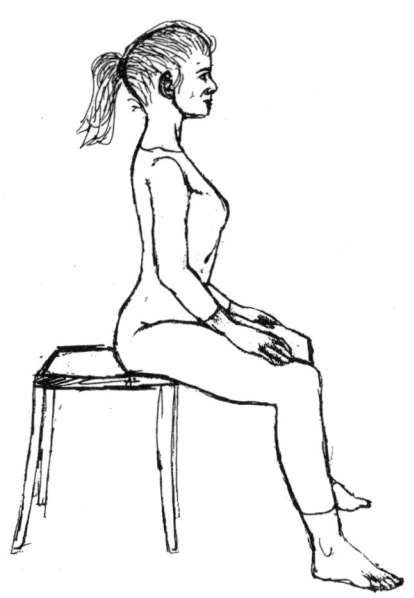

Abbildung 9: Sitzhaltung während der Eutonie

Die Einführung in das Training der Eutonie erfolgt im Sitzen. Hierfür wird ein Stuhl mit einer möglichst harten Sitzfläche benötigt, die Füße stehen flach auf dem Boden, die Beine sind rechtwinklig abgeknickt, der Oberkörper ist aufgerichtet und berührt nach Möglichkeit nicht die Rückenlehne, die Hände ruhen auf den Oberschenkeln bzw. den Knien. Die Einübung einer solchen Sitzhaltung ist auch bekannt als Bestandteil von Rückenschulen, speziell der Konstruktion der »natürlichen Aufrechthaltung« nach Brügger (1990) (s. Abb. 9).

In dieser Sitzposition können drei Berührungs- bzw. Kontaktflächen zwischen dem Körper und seiner Umgebung wahrgenommen werden:

1) das Gesäß bzw. die Sitzhöcker auf der Sitzfläche,
2) die Hände auf den Oberschenkeln bzw. den Knien und
3) die Fußsohlen auf dem Boden.

Auf diese 3 Stellen richtet sich die Aufmerksamkeitslenkung während der Eutonie-Übung (s. Kasten S. 99).

Der Vorteil der Eutonie-Methode besteht darin, dass Patienten gleich beim ersten Mal wie bei der Progressiven Muskelrelaxation ein Erfolgserlebnis haben. Indem sie die Kontaktstellen spüren, wissen sie, dass sie die Übungsanweisungen korrekt ausführen. Und um mehr geht es zunächst nicht. Empfindungen von Ent-Spannung oder An-Spannung, je nachdem, was entsprechend des Prinzips der Erregungsregulation angestrebt werden soll, bildet das zu erreichende Lernziel des Trainings. Für den Anfang kommt es darauf an, diese relativ kurze Übung (ca. 5 Minuten), die auch von Patienten mit geringer Aufmerksamkeitsspanne toleriert wird, häufiger am Tag durchzuführen nach dem Motto »Das Tun selbst ist schon der Erfolg«. Lernfortschritte lassen sich daran erkennen, dass Patienten in der Regel bereits nach ein bis zwei Wochen intensivem Training den Übungsablauf verinnerlicht haben, sie beginnen bereits eine eutonische Haltung einzunehmen, wenn sie sich irgendwo hinsetzen, und sind zu rascher Aufmerksamkeitsfokussierung in der Lage, d. h., sie sind schnell im Kontakt mit den entsprechenden Körperstellen.

Nehmen Sie bitte eine aufrechte Sitzhaltung ein: Oberkörper und Kopf bleiben aufrecht. Fixieren Sie mit den Augen einen Ihnen gegenüberliegenden Punkt, sodass der Kopf in eine aufrechte Position gelangt. Die Hände liegen ruhig auf den Knien. Die Füße stehen fest auf dem Boden.

Wenn Sie die richtige Sitzhaltung gefunden haben, schließen Sie langsam die Augen und konzentrieren sich zunächst auf die Atmung. Sie beobachten, wie Sie ein- und ausatmen, ganz von allein, ohne sich darum zu bemühen, ein immer wiederkehrendes Ein aus Aus. Vielleicht können Sie dabei auch beobachten, wie sich Ihre Bauchdecke beim Einatmen hebt und beim Ausatmen wieder senkt, ganz von allein, mit wohltuender Gleichmäßigkeit und Regelmäßigkeit ... ein und aus ... und mit jedem Ausatmen versuchen Sie etwas von Ihrer Anspannung abzugeben ...

Gehen Sie nun mit Ihrer Aufmerksamkeit langsam abwärts zu Ihrem Gesäß. Konzentrieren Sie sich auf den Kontakt zwischen Sitzfläche und Gesäß. Sie spüren deutlich den Kontakt zwischen Sitzfläche und Gesäß. Sie sitzen ruhig und sicher ... (letzten Satz mehrmals wiederholen).

Gehen Sie nun mit Ihren Gedanken langsam weiter zu den Knien. Konzentrieren Sie sich auf den Kontakt zwischen Handflächen und Knien. Die Hände liegen ruhig und sicher auf den Knien ... (letzten Satz mehrmals wiederholen).

Nun gehen Sie mit Ihrer Aufmerksamkeit noch weiter, ganz hinunter bis zu den Füßen. Konzentrieren Sie sich auf den Kontakt zwischen Füßen und Boden. Sie spüren nun deutlich den festen Kontakt zwischen Füßen und Boden. Sie stehen sicher und fest auf Ihren Füßen. Sie spüren Ihren sicheren Standpunkt. Sie stehen sicher und fest auf Ihren Füßen ... (letzten Satz mehrmals wiederholen).

Genießen Sie diesen Zustand noch einige Minuten für sich allein.

Beenden Sie nun allmählich die Übung. Atmen Sie einige Male tief ein und aus, lassen Sie die Augen noch weiter zu und bewegen Sie sich, strecken Sie Arme und Beine, räkeln Sie sich ... und öffnen Sie nun wieder die Augen.

Wenn sich Zeichen von Gewohnheitsbildung bemerkbar machen, kann im nächsten Schritt die gesamte Übung verkürzt und eine Generalisierung auf eine einzige Kontaktstelle trainiert werden. Für viele Patienten ist dies praktischerweise der Kontakt zwischen Füßen und Boden, der in allen Körperstellungen wahrgenommen werden kann, nicht nur im Sitzen, sondern auch im Stehen, beim Gehen und im Liegen. Damit ist diese Übung ausgesprochen anwendungsfreundlich und kann in unterschiedlichsten Situationen des tagtäglichen Lebens im Sinne einer **signalkontrollierten Kurzintervention** eingesetzt werden. Hierbei macht man sich das Prinzip der sog. geteilten Aufmerksamkeit zunutze, das man von überlernten, geübten Aufgaben wie z. B. dem Autofahren kennt. Indem ein bestimmter Vorgang so stark verinnerlicht ist, dass er automatisch erfolgt, können andere Reaktionssysteme gleichzeitig ohne gegenseitige Behinderung funktionieren (beim Autofahren Steuern des Fahrzeugs und gleichzeitige Unterhaltung mit dem Beifahrer oder Radio hören; bei Erregungssteuerung Absenken des Spannungspegels und gleichzeitige Konzentration auf die Lösung eines Problems).

Im Fallbeispiel unserer Patientin, Frau H., sah die Anwendung der Eutonie-Übung folgendermaßen aus: Morgens noch vor dem Aufstehen führte sie als erstes die komplette Eutonie-Übung auf der Bettkante durch. Dies wurde ihr morgendliches Ritual, um sich auf diese Weise gelassener auf den kommenden Tag einzustimmen. Während der routinemäßigen Abläufe im Bad und beim Frühstücken nutzte sie immer wieder Gelegenheiten zu »Kurz-Kontakten« (Aufmerksamkeitslenkung auf den Kontakt zwischen Füßen und Boden), z. B. unter der Dusche, beim Zubereiten des Frühstücks, am Frühstückstisch etc. Eine Erinnerungshilfe waren ihr hierfür leuchtende Klebepunkte – Signalpunkte –, die sie an häufig benutzten Stellen angebracht hatte, z. B. am Spiegel im Bad, am Kühlschrank, an der Kaffeemaschine und an der Küchenuhr. Immer, wenn sie die Punkte wahrnahm, berichtete sie nach einiger Zeit, spürte sie ihre Füße und empfand darüber einen sicheren Halt. Am Schreibtisch in ihrem Büro hatte sie ebenfalls solche Signalpunkte angebracht: an ihrem Terminkalender, am Bildschirm des PC und an ihrem Telefon. Darüber wurde sie auch während ihres Arbeitstages immer wieder an die Kurz-Eutonie erinnert. In besonders kritischen Situationen, z. B. während einer anstrengenden Konferenz oder während eines Telefonates mit unangenehmen Kunden, halfen ihr die Kurz-Kontakte die Anspannung unter Kontrolle zu halten und einigermaßen gelassen zu bleiben. Am Nachmittag nach der Rückkehr in die Wohnung hatte sie es sich zur Gewohnheit gemacht, sich zunächst einmal für eine halbe Stunde zurückzuziehen und währenddessen wiederum die komplette Eutonie-Übung durchzuführen. Dafür hatte sie sich einen gemütlichen Platz in ihrem Zimmer hergerichtet. Danach verspürte sie mehr Abstand von ihrem Arbeitsalltag. Im privaten Lebensbereich verhalfen ihr die Eutonie-Übungen vor allem in immer wieder vorkommenden Auseinandersetzungen mit ihren Töchtern zu einer besseren emotionalen Kontrolle. Sie beobachtete, dass sie seltener »ausflippte«, wenn sie ihre Kurz-Kontakte durchführte.

Zusammenfassend lässt sich festhalten, dass mit signalkontrollierter Erregungssteuerung psychophysische Spannungsregulation in einer Vielzahl alltagsrelevanter Situationen hergestellt werden kann und hierüber ein wesentlicher Beitrag zur psychophysischen Stabilisierung und Harmonisierung zustande kommt.

8. Methoden der Aufmerksamkeitslenkung

8.1 Die Funktionsweise der menschlichen Wahrnehmung

Wenn man Schmerzpatienten zu gezielter und systematischer Aufmerksamkeitslenkung anleiten möchte, ist es hilfreich, ihnen vorab eine einfach verständliche Vorstellung davon zu vermitteln, wie menschliche Wahrnehmung funktioniert:

Bildlich gesprochen lässt sich unsere Wahrnehmung am besten mit einem »Scheinwerfer« vergleichen, dessen Lichtkegel immer das klar und deutlich hervortreten lässt, was gerade angestrahlt wird. Alles andere bleibt im dunkleren Hintergrund. Meistens arbeitet unsere Wahrnehmung so, dass immer nur ein Wahrnehmungsinhalt im Vordergrund steht und andere zurücktreten. So ist es z. B. unmöglich, fernzusehen und gleichzeitig ein Buch zu lesen. In einer solchen Situation beobachten wir, wie unsere Aufmerksamkeit zwischen beiden Tätigkeiten hin und her pendelt.

Schmerzwahrnehmung ist grundsätzlich mit anderen Sinneswahrnehmungen wie dem Sehen, Hören, Riechen, Schmecken oder Tasten zu vergleichen. Während wir aber im Umgang mit unseren vertrauten Sinnessystemen einen beständigen Wechsel gewohnt sind, erleben Menschen mit chronischen Schmerzen, dass der innere Scheinwerfer in »festgerosteter« Stellung beständig auf die Wahrnehmung von Schmerzen gerichtet ist (vgl. Abb. 10).

Hier setzen psychologische Methoden der bewussten Lenkung und Steuerung von Wahrnehmung und Aufmerksamkeit an: Sie versuchen den »festgerosteten Scheinwerfer« beweglich zu machen, damit auch andere, angenehmere Dinge wieder »im Licht« der Aufmerksamkeit stehen können. Um welche es sich dabei handeln kann, ist eine Aufgabe, die jeder für sich ausprobieren muss. Häufig sind uns solche Beispiele aus der Erinnerung be-

kannt und es geht dann darum, solche Hilfsmittel wieder zu be-
leben und systematisch zum Einsatz zu bringen. Dies ist ein
Vorgang, den man sich immer wieder als aktive Lenkung oder
Steuerung verständlich machen sollte. Es geht keinesfalls darum,
Schmerzwahrnehmung zu unterdrücken oder zu bekämpfen.
Lenkung oder Steuerung setzt Annäherungsreize oder -ziele
voraus, auf die man sich bewusst zubewegt.

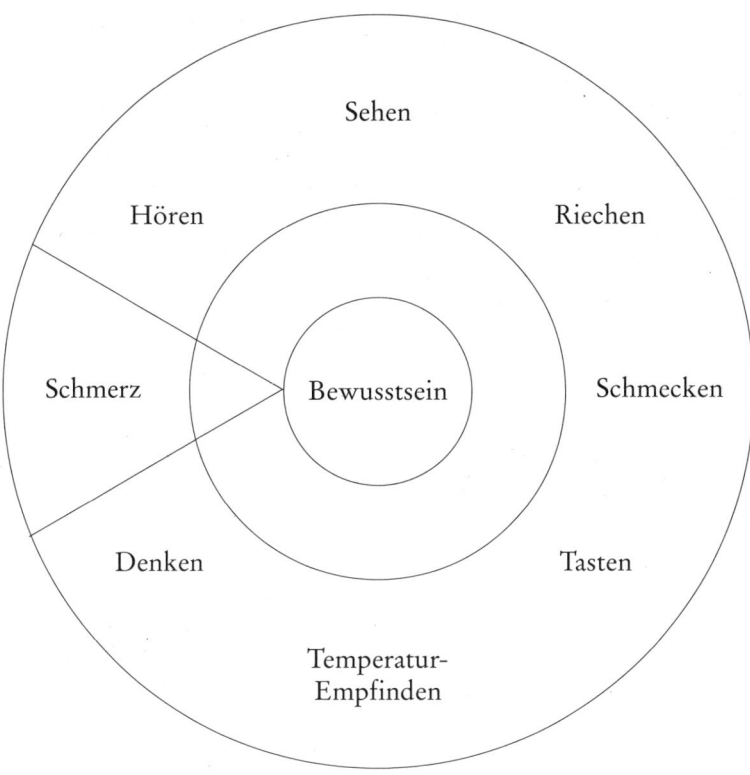

Abbildung 10: Aufmerksamkeitsscheinwerfer
entnommen aus: Materialien zum TK-Kurs: Schmerz aktiv begegnen.
Technikerkrankenkasse, Hamburg, 1996.

8.2 Externale und internale Aufmerksamkeits-lenkung

Bei den Methoden der Aufmerksamkeitslenkung unterscheidet man herkömmlicherweise zwischen

➤ **äußerer (externaler) Aufmerksamkeitslenkung** und
➤ **innerer (internaler) Aufmerksamkeitslenkung.**

Externale Aufmerksamkeitslenkung richtet sich auf äußere Reize, Umgebungsreize oder Tätigkeiten, wie z.B. einen spannenden Film anschauen, seine Lieblingsmusik hören, anregende Unterhaltungen mit Freunden führen, einen Ausflug unternehmen etc.

Internale Aufmerksamkeitslenkung ist im Unterschied dazu auf angenehm empfundene innere Bilder, Vorstellungen oder Phantasien gerichtet, so genannte Imaginationen, wie z.B. Entspannungsszenen oder Phantasiereisen. Der Vorteil solcher Techniken besteht darin, dass sie unabhängig von irgendwelchen Hilfsmitteln eingesetzt werden können und somit prinzipiell jederzeit verfügbar sind.

Im Hinblick auf *äußere Aufmerksamkeitslenkung* verfügen Schmerzpatienten in der Regel bereits über hilfreiche Erfahrungen, zumindest im Einsatz bei leichteren bis mittelstarken Schmerzen, sodass es in erster Linie darauf ankommt, sich der eigenen Ressourcen bewusst zu werden und die schon vorhandenen Einflussmöglichkeiten gezielt zu fördern und systematisch zum Einsatz zu bringen.

»Was hilft mir gegen Schmerzen?« Diese Frage steht im Mittelpunkt einer Übung, die sich besonders gut im Gruppensetting erarbeiten lässt. Im einzeltherapeutischen Rahmen bekommen Schmerzpatienten die Aufgabe, diese Frage zu Hause im Kreise ihrer Familie, ihrer Freunde und Bekannten oder Kollegen zu besprechen und das Ergebnis zur nächsten Therapiesitzung mitzubringen. Es soll alles zusammengetragen werden, was jenseits der üblichen medizinischen Maßnahmen, wie z.B. Medikamente einnehmen, Spritzen verabreichen lassen oder Massagen bekommen, liegt.

Jeder hat die Aufgabe, sich auf folgende Fragen zu besinnen:

1. *Was tue ich in der Regel, wenn ich Schmerzen habe?*
2. *Inwieweit mache ich dabei bereits von »Ablenkungstechniken« Gebrauch?*
3. *Wenn ja, was hilft mir dabei am besten? Was hilft mir überhaupt nicht?*
4. *Gibt es Unterschiede zwischen kurz- und längerfristiger Wirkung?*

Für die anschließende Rückmelderunde oder Therapiesitzung bietet es sich an, dass der Therapeut die Antworten bestimmten übergeordneten Kategorien zuordnet, um auf diese Weise bevorzugte Strategien erkennen zu helfen oder Interesse zu wecken für das Ausprobieren bislang noch unbekannter Methoden. Für diese Aufgabe können folgende Dimensionen hilfreich sein:

➤ **Aufmerksamkeitslenkung nach innen oder außen**
Beispiele: sich an Szenen aus einem schönen Urlaub erinnern ↔ ein spannendes Buch lesen
➤ **Aufmerksamkeitslenkung in Aktion oder in Ruhe**
Beispiele: einen Einkaufsbummel machen ↔ ein entspannendes Bad nehmen
➤ **Aufmerksamkeitslenkung allein oder gemeinsam mit anderen**
Beispiele: draußen sitzen und die vorbeiziehenden Wolken beobachten ↔ sich mit Freunden oder Bekannten zum Essen treffen

In der Einzelarbeit mit Patienten kann es auch nützlich sein, das Auffinden **aufmerksamkeitslenkender Aktivitäten** mit vorgefertigten Listen anzuregen, die eine Sammlung von Ideen enthalten, wie sich andere Patienten bei Schmerzen zu helfen versuchen.
Die nachfolgende Tabelle entstammt einer Broschüre der Techniker-Krankenkasse mit dem Titel »Balance« (Techniker-Kranken-Kasse, 1995). Sie soll zum Auffinden positiv erlebter Ereignisse bzw. Tätigkeiten stimulieren und bewusst machen, was man besonders mag. Sie lässt sich auch in der Therapie mit Schmerzpatienten zum Einsatz bringen.

	eher unange-nehm	weder noch	ange-nehm	sehr ange-nehm
1. Ins Grüne fahren	☐	☐	☐	☐
2. Eine neue Bekanntschaft machen	☐	☐	☐	☐
3. Ausflüge oder Urlaubsfahrten planen	☐	☐	☐	☐
4. Sich künstlerisch betätigen (Malerei, Bildhauerei, Zeichnen)	☐	☐	☐	☐
5. Zu einer Sportveranstaltung gehen	☐	☐	☐	☐
6. Romane, Erzählungen oder Gedichte lesen	☐	☐	☐	☐
7. In ein Lokal gehen	☐	☐	☐	☐
8. Sich Vorträge anhören	☐	☐	☐	☐
9. Fernsehen	☐	☐	☐	☐
10. Positive Zukunftspläne schmieden	☐	☐	☐	☐
11. Karten spielen	☐	☐	☐	☐
12. Mit Freunden oder Bekannten zusammen essen	☐	☐	☐	☐
13. Sich mit Tieren beschäftigen	☐	☐	☐	☐
14. Eine offene und ehrliche Unterhaltung führen	☐	☐	☐	☐
15. Zu einer Party gehen	☐	☐	☐	☐
16. Ein Nickerchen machen	☐	☐	☐	☐
17. Ein persönliches Problem lösen	☐	☐	☐	☐
18. Ein Bad nehmen	☐	☐	☐	☐
19. Vor sich hin singen	☐	☐	☐	☐
20. Fröhlich sein, gute Stimmung verbreiten	☐	☐	☐	☐
21. Gartenarbeit verrichten	☐	☐	☐	☐
22. Neue Kleidung tragen	☐	☐	☐	☐
23. Tanzen	☐	☐	☐	☐
24. In der Sonne sitzen	☐	☐	☐	☐
25. Den Geräuschen in der freien Natur zuhören	☐	☐	☐	☐
26. Geschenke machen	☐	☐	☐	☐
27. Den Himmel, Wolken oder einen Sturm beobachten	☐	☐	☐	☐
28. Sich im Freien aufhalten (in einen Park, Garten gehen)	☐	☐	☐	☐
29. Dinge aus der Natur sammeln (Früchte, Steine, Treibholz)	☐	☐	☐	☐
30. Jemandem helfen	☐	☐	☐	☐
31. Gut essen	☐	☐	☐	☐
32. In der Stadt herumbummeln	☐	☐	☐	☐
33. Wandern	☐	☐	☐	☐
34. Als attraktiv bemerkt werden	☐	☐	☐	☐

35. In ein Fitness-Center, eine Sauna usw. gehen	☐	☐	☐	☐
36. Etwas Neues lernen	☐	☐	☐	☐
37. Jemandem Komplimente machen oder ihn loben	☐	☐	☐	☐
38. Über Leute nachdenken, die man mag	☐	☐	☐	☐
39. Telefongespräche führen	☐	☐	☐	☐
40. Tagträumen	☐	☐	☐	☐
41. Ins Kino gehen	☐	☐	☐	☐
42. Essen kochen	☐	☐	☐	☐
43. An einem Treffen oder einer Feier der Familie teilnehmen	☐	☐	☐	☐
44. Eine Blume oder Pflanze sehen oder riechen	☐	☐	☐	☐
45. Parfüm benutzen	☐	☐	☐	☐
46. In Erinnerungen schwelgen, von früheren Zeiten sprechen	☐	☐	☐	☐
47. Ruhe finden	☐	☐	☐	☐
48. Freunde besuchen	☐	☐	☐	☐
49. Gesellschaftsspiele spielen	☐	☐	☐	☐
50. Zeitung lesen	☐	☐	☐	☐
51. Schwimmen, Laufen, Jogging, Gymnastik etc.	☐	☐	☐	☐
52. Barfuß laufen	☐	☐	☐	☐
53. Musik hören	☐	☐	☐	☐
54. Sexuelle Befriedigung haben	☐	☐	☐	☐
55. Schmusen	☐	☐	☐	☐
56. Mit jemandem zusammen sein, den man mag	☐	☐	☐	☐
57. Ausschlafen	☐	☐	☐	☐
58. Eigensinnig sein	☐	☐	☐	☐
59. Leute beobachten	☐	☐	☐	☐
60. Über Politik oder öffentliche Angelegenheiten reden	☐	☐	☐	☐
61. Leuten zulächeln	☐	☐	☐	☐
62. Einen Spaziergang machen	☐	☐	☐	☐
63. Komplimente erhalten	☐	☐	☐	☐
64. Gesagt bekommen, dass man geliebt wird	☐	☐	☐	☐
65. Freiwillige Arbeit tun, an gemeinnützigen Projekten mitarbeiten	☐	☐	☐	☐
66. Über eine interessante Frage nachdenken	☐	☐	☐	☐
67. Cartoons, Comic-Hefte lesen	☐	☐	☐	☐
68. Reisen	☐	☐	☐	☐
69. Ein Konzert, eine Opern- oder Ballettaufführung besuchen	☐	☐	☐	☐

Abschließende Fragen:

Was mache ich gerne mit anderen?
Was mache ich gerne alleine?
Welche Dinge habe ich gerne um mich?
Was tue ich sonst noch gerne?

In jedem Falle ist es wichtig, die gesammelten Ideen und Vorsätze auch in die Tat umzusetzen. Es gibt immer wieder Patienten, die gerade hierzu Hilfestellungen benötigen, weil sie schon häufiger die Erfahrung gemacht haben, dass es ansonsten bei guten Vorsätzen bleibt. Folgende Fragen bzw. Strategien können helfen, zu mehr Verbindlichkeit zu gelangen:

➤ Was genau will ich wo / an welchem Ort tun?
➤ Benötige ich dazu Hilfsmittel? Wenn ja, welche?
➤ Stehen die Hilfsmittel auch »griffbereit« zur Verfügung?
➤ Ich halte mir sicherheitshalber alle Überlegungen und Vorkehrungen schriftlich fest und habe meinen Erste-Hilfe-Plan immer sichtbar in meiner Nähe!
➤ Ich teile auch anderen meine Vorsätze mit und bitte sie um Mithilfe bei der praktischen Umsetzung!

Schließlich sollte noch hervorgehoben werden, dass sämtliche Interventionen, die wirksam sein können, die Aufmerksamkeit von Schmerzen wegzulenken, auch unabhängig von akuten Einsätzen zur »Daueranwendung« zu empfehlen sind, weil sie dem Grunde nach Zufriedenheitserlebnisse und Wohlbefinden vermitteln, sog. euthymes Erleben, das im weitesten Sinne als Gesundheitsförderung und Ressourcenstärkung bezeichnet werden kann.

Mit dem Thema **internale Aufmerksamkeitslenkung** betreten wir das Feld imaginativer Methoden. Die positive Wirkung imaginativer Übungen ist an eine hinreichende Vorstellungs- und Erlebnisfähigkeit gebunden, die entsprechenden Untersuchungen zufolge aber bei einem Großteil der Bevölkerung vorhanden ist, sodass in der schmerztherapeutischen Arbeit davon ausgegangen werden kann, dass viele Patienten positiv auf diese Übungen ansprechen. Sehr beliebt bei Patienten sind »**Phantasiereisen**«, bei denen man mit der Aufmerksamkeit durch angenehm empfundene innere Bilder »wandert«, die sich um bestimmte Themen bewegen wie z. B. ein Waldspaziergang, ein Aufenthalt am Meer oder in den Bergen, eine Ballonreise oder der Anblick eines Baums im Wechsel der Jahreszeiten.

Im Anhang finden sich Beispiele für Phantasiereisen (Phantasiereise »Baum«, Phantasiereise »Ballon«, Phantasiereise »Waldspaziergang«), die erfahrungsgemäß in der schmerztherapeutischen Arbeit von Patienten gerne gewünscht werden, wenngleich man auch hierbei das Grundprinzip beachten muss, dass jeder Patient aufgefordert wird, für sich aufzuspüren, was ihm gut tut und gefällt.

Man kann anstelle einer »fertigen« Geschichte Patienten auch anregen, zu einem eigenen Vorstellungsbild oder einer eigenen Entspannungsszene zu finden. Dieser Aufgabe dient die nächste Übung:

Nehmen Sie eine möglichst bequeme Sitzposition ein. Der Rücken ist angelehnt, die Beine stehen fest und sicher auf dem Boden. Arme und Hände ruhen auf den Oberschenkeln … Lassen Sie sich Zeit, die bequemste Sitzhaltung zu finden … Wenn Sie sie gefunden haben, schließen Sie langsam die Augen.

Lassen Sie Ihre Gedanken zu einer angenehmen Vorstellung oder zu einem schönen Bild wandern … Vielleicht gelingt es Ihnen, etwas zu finden, wo Sie einmal sehr gerne waren oder wo Sie schon lange hinmöchten … Sie werden merken, wenn Sie solch ein Bild suchen, dass so etwas wie ein Film, also mehrere Bilder hintereinander, vor Ihrem inneren Auge ablaufen. Zu Beginn fällt es manchmal gar nicht leicht, ein Bild zu finden und festzuhalten … Lassen Sie ruhig diese vielen Bilder eine Zeit lang an Ihnen vorüberziehen … Vielleicht bleibt Ihre Aufmerksamkeit allmählich doch bei einer angenehmen Vorstellung hängen … Wenn sich solch ein inneres Bild eingependelt hat, versuchen Sie Ihre ganze Aufmerksamkeit und Konzentration auf

→

dieses Bild zu richten ... Versuchen Sie diese Vorstellung mit all Ihren Sinnen zu erfassen ... Schauen Sie, ob es im Bild hell oder dunkel ist ... ob Farben da sind ... Beobachten Sie den Vordergrund des Bildes ... und den Hintergrund ... Achten Sie auch auf Geräusche ... vielleicht wird gesprochen ... oder Sie können den Wind rauschen hören ... Vielleicht können Sie bei der Vorstellung auch etwas spüren ... vielleicht die warme Sonne, die auf Ihren Körper scheint ... oder einen kühlen Luftzug, der über Ihre Haut streicht ... vielleicht können Sie auch etwas riechen ... zum Beispiel duftende Blumen ... Versuchen Sie Ihre Vorstellung ganz intensiv zu erfassen und genießen Sie dieses innere Bild und das wohltuende Gefühl noch einige Momente ...
Kommen Sie jetzt langsam zum Ende ... Spüren Sie Ihren Atem ... Atmen Sie einige Male tief ein ... Lassen Sie die Augen weiterhin zu und bewegen Sie sich ... Strecken Sie die Beine ... Strecken Sie die Arme ... Räkeln und strecken Sie sich ... Kommen Sie jetzt hier in den Raum zurück und öffnen Sie langsam die Augen.

Für die Nachbesprechung der Übung empfehlen sich folgende Leitfragen:

1. *Wie sind Sie mit der Übung zurechtgekommen?*
2. *Haben Sie zu einem angenehmen Bild finden können?*
3. *Erscheint Ihnen eine solche Übung hilfreich im Umgang mit Schmerzen?*

Wie bei den anderen Schmerzbewältigungstechniken gilt auch hierbei das Prinzip, ein Angebot auszuprobieren und daraufhin zu erkunden, ob es zu angenehmen Empfindungen verhilft. Niemand ist gezwungen, mit einer solchen Übung zurechtzukommen!

8.3 Fortsetzung des Fallbeispiels (von S. 100) »Wie kann der festgerostete Scheinwerfer wieder gelockert werden?«

Frau H. hatte zunächst keinerlei Zugang zu der Frage, was es Angenehmes für sie geben könnte, worauf sie ihre Aufmerksamkeit lenken und damit von der Wahrnehmung und der Beschäftigung mit Schmerzen abziehen könne. Sie sah sich ohnehin nur beschäftigt mit Arbeiten und Leistungen erbringen, getreu ihrem Motto, dass Pflichterfüllung über jede Neigung zu Genuss erhebt. Zum Zeitpunkt der Aufnahme der Therapie gab es im Alltag der Patientin keine Freizeitbeschäftigungen oder Erholung stiftende Tätigkeiten. In dieser Situation wurde die Patientin zu der Vorstellungsübung ermuntert, die auf S. 109 f. beschrieben worden ist. Das Ergebnis war für sie überraschend: Frau H. sah sich in eine herrliche Frühsommerlandschaft versetzt, spürte die warme Sonne und einen angenehm frischen Luftzug und entdeckte sich auf einem Motorrad, mit dem sie auf einem Ausflug unterwegs war. Diese Szene weckte in der Patientin Erinnerungen an eine kurze Phase in ihrer Jugendzeit, die sie damals sehr genossen hatte. Nach diesem Erlebnis mit der Vorstellungsübung ließ sich Frau H., wenn auch noch ein bisschen verschüchtert, so doch neugierig auf den Vorschlag ein, sich Gedanken zu machen, wie diese Vorliebe von damals wieder erweckt werden könnte.
In der nächsten Therapiestunde berichtete Frau H., dass sie das Bild vom Motorradfahren nicht mehr losgelassen habe und dass sie einen Neuanfang wagen wolle. Sie hätte sich schon bei einer Fahrschule angemeldet, um mit ein paar Fahrstunden wieder in Übung zu kommen. In der Zeitung wolle sie verstärkt auf Inserate für gebrauchte Motorräder achten.

Dieses Beispiel demonstriert, dass es oftmals lediglich einer »zündenden« Idee bedarf, die dann in der Folge unterschiedlichste Aktivitäten hervorrufen kann, allesamt geeignet, um hierüber eine Aufmerksamkeitslenkung zu bewirken. Unabhängig davon ist es auch ein schönes Beispiel dafür, wie sich Ressourcen (wieder-)entdecken und stärken lassen.

8.4 Schmerzfokussierung

Die bislang vorgestellten Methoden der Aufmerksamkeitslenkung erweisen sich erfahrungsgemäß als wirksam und nützlich im Umgang mit leichteren bis mittelstarken Schmerzen. Bei starken Schmerzen kann es passieren, dass sie sich nicht gut in den Hintergrund bewegen lassen und die Aufmerksamkeit immer wieder zu den schmerzenden Körperteilen wandert. In solchen Fällen kann es hilfreicher sein, die Aufmerksamkeit nicht vom Schmerz abzuziehen, sondern sie ihm zuzuwenden und mit dem vorhandenen Schmerz zu arbeiten. Mit solchen Interventionen betreten wir das Feld der sog. **Schmerzfokussierungsübungen**, von denen im Folgenden ein konkretes Beispiel näher vorgestellt wird, das einer mittlerweile vergriffenen Publikation von H.P. Rehfisch, H.-D. Basler und H. Seemann mit dem Titel »Psychologische Schmerztherapie bei Rheuma« aus dem Jahre 1989 entstammt.

In der Regel wird man im einzeltherapeutischen Kontakt eine solche Übung dann durchführen, wenn der betreffende Patient momentan über Schmerzen berichtet. Im Gruppensetting können aber auch Teilnehmer dabei sein, die zum Zeitpunkt der Übung schmerzfrei sind. In diesem Falle sollte die Aufmerksamkeit auf ein Schmerzereignis gelenkt werden, an das man sich noch gut erinnern kann:

➤ *»Wer hat im Moment Schmerzen?« »Wo befinden sich die Schmerzen?«*

➤ *»Wer keine Schmerzen hat, versucht sich an ein Schmerzerlebnis zu erinnern, das noch gut im Gedächtnis geblieben ist.«*

Die Einleitung zur Schmerzfokussierungsübung beginnt mit einer kurzen Entspannungsinstruktion:

Schauen Sie zunächst auf Ihren Atem, ohne ihn zu verändern ... Schauen Sie einfach nur zu, wie sie ein- und ausatmen ... ein- und ausatmen ... das geht ganz von alleine, das Ein- und Ausatmen ... schauen Sie einfach nur Ihrem Atem zu ... wie Sie ein-

---

*und ausatmen ... ein- und ausatmen ... (einige Male wieder-
holen) ... Betonen Sie nun leicht das Ausatmen, geben Sie mit
jedem Ausatmen noch etwas mehr von Ihrer Anspannung ab,
sodass Sie mit jedem Ausatmen noch etwas tiefer in die Entspannung kommen ... Und Sie merken, dass Sie mit jedem Ausatmen
noch mehr entspannen können, gerade so weit, wie es für Sie angenehm ist ... und genießen Sie diese wohltuende Entspannung
mit jedem Atemzug ...
Gehen Sie nun mit Ihrer Aufmerksamkeit zu einer Körperstelle,
die Ihnen im Moment Schmerzen bereitet ... Wenn es diese nicht
gibt, versuchen Sie, sich an einen starken Schmerz zu erinnern,
der noch gut in Ihrem Gedächtnis ist, an einen Schmerz, den Sie
sich gut vorstellen können, einen bekannten Schmerz.
Konzentrieren Sie sich auf diese Stelle und nehmen Sie den
Schmerz so gut Sie können wahr. Die Schmerzen können dabei
etwas stärker werden, dies soll Sie nicht beunruhigen, versuchen
Sie, entspannt und ruhig zu bleiben ... und betrachten Sie den
Schmerz genau ... versuchen Sie, ihn so gut wie möglich wahrzunehmen.
Bleiben Sie mit Ihrer Aufmerksamkeit bei dieser Stelle und betrachten Sie den Schmerz wie ein Wissenschaftler sein Untersu-
chungsobjekt, einen Gegenstand, den Sie in allen Einzelheiten
und so genau wie möglich wahrnehmen wollen. Versuchen Sie,
alle Besonderheiten zu entdecken ... merken Sie sich alle Einzelheiten, so als wollten Sie einen Bericht darüber verfassen.
Versuchen Sie die Schmerzstelle so genau wie möglich zu lokali-
sieren, versuchen Sie, genau die Größe der Schmerzstelle wahrzunehmen, umfahren Sie mit Ihrer Aufmerksamkeit genau den
Rand, dort wo der Schmerz ist und dort wo kein Schmerz ist,
versuchen Sie sich diese Fläche vorzustellen.
Und fangen Sie nun an, diese Fläche einzugrenzen, bauen Sie in
Ihrer Vorstellung einen Zaun, eine Mauer oder einen Graben
um diese Fläche, sodass innen der Schmerz ist und außen keiner.
Falls der Schmerz ausbrechen oder sich erweitern will, so fangen
Sie ihn ein, umgrenzen Sie ihn und erlauben Sie ihm nicht, sich*

→

auszubreiten. Und lassen die Umgrenzung so hoch sein, dass der Schmerz sicher eingefangen ist.

Nun gehen Sie in die umgrenzte Fläche und schauen sich den Schmerz genauer an, ... ist diese Fläche vielleicht warm oder heiß, ... ist sie flach oder uneben, ... ist sie hell oder dunkel, welche Farbe hat sie, ... nehmen Sie sie in allen Einzelheiten wahr, ... hat diese Fläche Wellen ... oder ist die Oberfläche glatt, ... ist sie fest oder weich, ... bewegt sie sich rhythmisch oder unregelmäßig, ...

Gehen Sie nun wieder mit der Aufmerksamkeit aus dieser Stelle heraus und schauen Sie sie von außen an, nehmen Sie nochmals die sichere Umrandung wahr und lassen Sie nun die Fläche kleiner werden, ziehen Sie die Umrandung immer enger, lassen Sie den Schmerz nicht heraus, lassen Sie die Fläche immer kleiner werden und immer kleiner und kleiner, bis nur noch ein Punkt übrig ist ...

Und lassen Sie nun auch den Punkt verschwinden. Er wird immer kleiner und verschwindet dann ganz. Er ist einfach weg ... Schauen Sie, ob Ihnen das gelingt ...

Kommen Sie nun mit Ihrer Aufmerksamkeit wieder in den Raum zurück, nehmen Sie den Raum in Ihrer Vorstellung wahr, lassen Sie die Augen weiterhin zu und bewegen Sie sich ... räkeln und strecken Sie sich ... werden wieder wach und öffnen langsam die Augen.

Für die Nachbesprechung zu dieser Übung bieten sich folgende Fragen an:

1. *Wie sind Sie mit der Übung zurechtgekommen, konnten Sie sich Ihren Schmerz gut vorstellen? Haben Sie sich Ihren Schmerz bildlich gut vorstellen können?*
2. *Wie stark haben Sie Ihren Schmerz gespürt?*
3. *Konnten Sie den Schmerz kleiner werden lassen?*
4. *Haben Sie jetzt noch Schmerzen oder sind sie mit dem Punkt verschwunden?*

Die Schmerzfokussierung ist eine Methode, die immer wieder interessante Erfahrungen hervorbringt, die nicht nur auf Schmerzpatienten begrenzt sind, sondern sich jedem erschließen können, der in der Lage ist, seine Erinnerung an ein Schmerzerlebnis zu aktivieren und darüber eine Schmerzempfindung herbeizuführen. Dabei denke ich auch insbesondere an die große Zahl von Ausbildungs- bzw. Seminarteilnehmern in psychologischer Schmerztherapie, denen ich die Schmerzfokussierung im Rahmen einer Selbsterfahrungsübung vorstellen durfte.

In der Regel fällt es leichter, mit dem Schmerz zu arbeiten und ihn zu transformieren, wenn er lokal begrenzt ist, im Unterschied zu diffusen oder umherwandernden Schmerzen. Die Suggestionen, sich den Schmerz als eine Fläche vorzustellen, die man durch einen Zaun, eine Mauer oder einen Graben eingrenzen kann, kann von vielen gut aufgegriffen und individuell weiter ausgestaltet werden. Die meisten berichten am Ende der Übung von einer deutlichen »Verkleinerung« ihrer Schmerzen. Das völlige Ausblenden der Schmerzen sollte auch eher als Ausnahme kommentiert werden, um einem zu hohen Erwartungsdruck entgegenzutreten.

Patienten, die mit Hilfe der Schmerzfokussierungsmethode Schmerzen aktivieren und anschließend eingrenzen bzw. wieder ausblenden können, sollte außerdem bewusst gemacht werden, dass sie damit über eine besondere Selbstregulations- bzw. Selbstkontrollkompetenz im Umgang mit Schmerzen verfügen, die sich durch systematisches Training noch weiter ausbauen und zu einer wirksamen Schmerzbewältigungsmethode entwickeln lässt.

9. Kognitive Methoden der Schmerzbewältigung

9.1 Gedanken und Schmerz

Wie bereits im Diagnostikkapitel dargelegt worden ist, bilden Schmerzkognitionen ein relativ komplexes Thema. Es umfasst zum einen *spezifische* Gedanken, die während einer *aktuellen* Schmerzsituation auftreten können (auch Selbstverbalisationen oder innere Selbstgespräche genannt), zum anderen *überdauernde* Kognitionen, entweder in Form sog. »pain beliefs«, die eine Person in Bezug auf die individuelle Schmerzerfahrung und ihre Folgen entwickelt hat, oder in Form *situationsübergreifender* und *-übergeordneter* Erwartungen, Einstellungen und Überzeugungen. Letztere sind in der Regel stark verinnerlicht und steuern häufig unbemerkt konkrete kognitive, emotionale und verhaltensbezogene Prozesse in aktuellen Schmerzsituationen und nehmen hierüber erheblichen Einfluss darauf, ob daraus hinderliche, schmerzverstärkende, dysfunktionale Abläufe entstehen oder das Gegenteil eines hilfreichen, bewältigenden, funktionalen Umgangs zustande kommt. Insofern sind Schmerzkognitionen und Schmerzcoping eng miteinander verbunden, insbesondere wenn es um kognitive Strategien der Schmerzbewältigung wie z.B. mentale Ablenkung, kognitive Umstrukturierung, Sinnfindung oder bewältigende Selbstinstruktion geht.

9.2 Selbsterfahrung von Gedanken und Schmerz

Für viele Patienten ist Schmerz eine rein körperliche Erfahrung und die Exploration dabei auftretender Gedanken eine Frage, die nicht oder nur schwer beantwortet werden kann; einem solchen Interesse kann auch schnell das schon häufiger angesprochene Missverständnis eines »psychogen verursachten« Schmerzes anhaften. Um mit Schmerzkognitionen und kognitiven Methoden der Schmerzbewältigung therapeutisch arbeiten zu können, empfiehlt sich in Vorbereitung darauf eine erlebnisaktivierende Intervention, die in der Lage ist, die Rolle von Gedanken und ihre Auswirkungen auf psychisches Befinden und körperliche Vorgänge, insbesondere Schmerzen, erfahrbar zu machen. Ausgehend von dem bekannten Modell der »Stress-Spannungs-Schmerz-Spirale« werden für diesen Zweck Übungen benötigt, die eine Stressreaktion provozieren können. Im Allgemeinen unterscheiden wir zwischen psycho-mentalen und psycho-sozialen Stressreizen. Letztere haben den Vorteil, dass sie für die meisten Menschen sensible Triggerfaktoren für die Auslösung von Stressreaktionen darstellen und sich somit für Provokationsübungen besonders gut eignen.

Die folgende Übung enthält ein bekanntes Beispiel für die **Auslösung einer psycho-sozialen Stressreaktion**, die anschließend mit besonderem Augenmerk auf Schmerzreaktionen analysiert wird. Diese Übung ist für ein Gruppensetting geschaffen worden. Das Grundprinzip der Stressprovokation lässt sich aber auch im Einzelkontakt herstellen. Erklärungen dazu folgen später.

Vor Beginn der Übung muss darauf geachtet werden, dass die Teilnehmer mit ihren Stühlen einen Kreis bilden und hinter ihnen genügend Platz bleibt, damit der Therapeut im Laufe der Übung hinter den Stühlen der Teilnehmer umhergehen kann. Außerdem wird die Übung nur dann die erhoffte Wirkung zeigen, wenn sie *ohne* vorangehende Erklärungen durchgeführt wird. Den Auftakt zu der Provokationsübung bildet zunächst eine Entspannungsinstruktion.

Bitte nehmen Sie eine bequeme Sitzhaltung ein … Der Rücken ist angelehnt, die Beine stehen fest und sicher auf dem Boden, Arme und Hände ruhen auf den Oberschenkeln oder locker im Schoß … Lassen Sie sich ruhig Zeit, die für Sie bequemste Sitzhaltung zu finden … Wenn Sie dann so weit sind, schließen Sie bitte langsam die Augen …

Schauen Sie nun auf Ihren Atem, ohne ihn zu verändern … Schauen Sie einfach nur zu, wie Sie ein- und ausatmen … ein- und ausatmen … ganz von allein … ein- und ausatmen …

Betonen Sie nun leicht das Ausatmen und versuchen Sie mit

→

jedem Ausatmen noch etwas mehr von Ihrer Anspannung abzu-
geben, sodass Sie mit jedem Ausatmen noch etwas tiefer in die
Entspannung kommen ...

Und Sie merken, wie Sie mit jedem Ausatmen noch mehr ent-
spannen können ... mit jedem Ausatmen gehen Sie tiefer in die
Entspannung ... und tiefer, gerade so weit, wie Sie möchten, wie
es für Sie angenehm ist ... genießen Sie die wohltuende Entspan-
nung mit jedem Atemzug ...

Gehen Sie nun innerlich zu einer Situation oder Vorstellung, die
Sie gerne mögen, die Sie gut kennen und als angenehm empfinden
... von der Sie wissen, dass Sie sich dort wohl fühlen, in der alles so
stimmt, wie Sie es brauchen ... einen Ort der Geborgenheit und
des Wohlbefindens ... Genießen Sie es, dort zu sein, wo Sie unge-
stört alles in sich aufnehmen können, was Ihnen gut tut ...

Bleiben Sie noch eine kleine Weile an diesem Ort ... ich werde
danach wieder zu Ihnen sprechen (es folgen etwa zwei Minuten
Ruhe) ...

Ich werde nun aufstehen und langsam um den Kreis herumge-
hen. Während ich das tue, bleiben Sie bitte weiter an Ihrem Ort
der Ruhe und Entspannung ... Und während ich um Sie herum-
gehe, werde ich gleich oder etwas später einen von Ihnen aus-
wählen ... Zum Zeichen dafür werde ich denjenigen an der
Schulter berühren ... Und derjenige wird dann, unmittelbar im
Anschluss an diese Übung, von der gesamten Gruppe ausführlich
und kritisch zu einem Thema befragt, zu dem ich im Moment
noch nichts sagen möchte. Da es sich aber für die meisten Men-
schen um ein recht heikles Thema handelt, möchte ich Sie bitten,
sich noch eine Weile so gut wie möglich zu entspannen.

(Der Therapeut geht einige Male um den Kreis herum und bleibt
dabei immer wieder mal kurz hinter einem der Teilnehmer ste-
hen, ohne jemanden tatsächlich zu berühren.)

Ich möchte Sie nun bitten, die Übung zu beenden und die Augen
zu öffnen. (Eine ausführlichere Rücknahme erübrigt sich hier.)

Diese Übung, die auch »der heiße Stuhl« genannt wird, ist eine ausgesprochen wirksame Stressprovokationsmethode. In der anschließenden Rückmelderunde geht es vorrangig darum, mit jedem Teilnehmer folgende Fragen zu beleuchten:

➤ *Was passierte mit Ihnen, als ich hinter Ihnen hergegangen bin / als ich hinter Ihnen stehen geblieben bin?*
➤ *Was ging Ihnen in diesem Moment durch den Kopf?*
➤ *Wie haben Sie sich dabei gefühlt?*
➤ *Was haben Sie körperlich gespürt?*
➤ *Wie stand es um ihre Muskelspannung?*
➤ *Hatten Sie während der Übung Schmerzen und, wenn ja, was passierte mit Ihren Schmerzen?*

Erfahrungsgemäß reagieren viele Patienten auf die Ankündigung, zu einem heiklen Thema in öffentlicher Runde kritisch befragt zu werden, mit Assoziationen an peinliche oder schambesetzte Themen, und entsprechend mit Befürchtungen, einer solchen Befragung nicht gewachsen zu sein, sich zu blamieren oder bloßgestellt zu werden: *»Ich hab die ganze Zeit gedacht, hoffentlich trifft es dich nicht. Das steh ich nicht durch. Ich bin in solchen Situationen immer so gehemmt und weiß nicht, was ich sagen soll. Ich hätte mich bestimmt in Grund und Boden geschämt. Nachdem Sie von der Befragung angefangen haben, war meine ganze Entspannung wie weggeblasen. Ich hab die ganze Zeit auf Ihre Schritte gehorcht. Dabei war ich total unruhig und angespannt, mein Herz klopfte bis zum Hals. Ich bin auch jetzt noch richtig verkrampft. Mein Schulter-Nacken-Bereich tut mir weh.«*
Diese Rückmeldung steht beispielhaft für eine Patientin, die auf den psycho-sozialen Stressreiz mit negativen Kompetenz- und Konsequenzerwartungen im Sinne von Versagensängsten reagiert hat, verbunden mit einem starken psychophysischen Spannungsanstieg, der in diesem Fall drei Stunden später von einer für die Patientin typischen Migräneattacke gefolgt war, die insofern ein »Aha-Erlebnis« bedeutete, als die Patientin bis dahin den Einfluss psychischer Bedingungen auf ihre Kopfschmerzen strikt verneint hatte und ausschließlich hormonelle Ursachen und Witterungseinflüsse gelten ließ.

Es sind aber auch andere Reaktionen denkbar, wie die folgenden Beispiele verdeutlichen sollen:

»Ich war ziemlich sauer, dass ich aus meiner schönen Entspannungssituation rausgerissen wurde. Als Sie dann um den Kreis herumgingen, hab ich nur gedacht, was soll denn der Blödsinn. Für mich war sofort klar, das lass ich nicht mit mir machen. Ich lass mich nicht zum Gespött der anderen machen. Trotzdem war ich die ganze Zeit angespannt und ziemlich aufgewühlt, weil mich die ganze Sache mächtig geärgert hat. Ich hab auch schon wieder so ein Ziehen im Rücken, hoffentlich wird das nicht schlimmer ...«

»Ich hab nur gedacht, auch das noch. Das ist heute wirklich nicht dein Tag. Wenn es dich treffen sollte, dann in Gottes Namen. Irgendwie werde ich das auch noch hinkriegen. Wird schon nicht so schlimm werden. Erst mal abwarten, was tatsächlich kommt. Im Notfall kann ich immer noch aussteigen, ich brauch mir nicht alles gefallen zu lassen. Ein bisschen aufgeregt war ich schon noch, aber es hielt sich in Grenzen, und jetzt ist der Fall für mich abgehakt.«

Während im zweiten Beispiel eine aggressive Antwort dominiert und die Vehemenz eher für eine massive Verunsicherung anstelle einer gewünschten souveränen Reaktion steht, finden wir im dritten Beispiel eine andere Qualität sowohl hinsichtlich der *subjektiven Bewertung des Stressreizes* (persönliche Bedeutung herabsetzen) als auch hinsichtlich der *Einschätzung individueller Fähigkeiten und Ressourcen* (Antizipation von Bewältigungskompetenzen).

Die Übung verdeutlicht in sehr anschaulicher Weise, wie ein und dieselbe Reizbedingung zu interindividuell unterschiedlichen Reaktionen führen kann, und zwar in Abhängigkeit von der jeweiligen gedanklichen Verarbeitung des Stressreizes. Insofern eignen sich diese oder ähnliche Patientenbeispiele recht gut, um an dieser Stelle darauf aufbauend die zentralen Dimensionen des transaktionalen Stressbewältigungskonzeptes von Lazarus & Launier (1978) laienverständlich abzuleiten. Demnach kommt eine pathologische Stressreaktion dann zustande, wenn eine Anforderungssituation (ein Schmerz- oder Stressereignis) subjektiv bedeutsam bewertet wird, die eigenen Bewältigungskompetenzen und Ressourcen demgegenüber aber gering oder unzureichend eingeschätzt werden.

Als Fazit dieser Übung bietet es sich an, Patienten anzuregen, fortan gedanklichen Prozessen mehr Aufmerksamkeit zu widmen und diese in die individuelle Schmerzanalyse und damit in Verbindung stehender auslösender oder modulierender Bedingungen regelmäßig einzubeziehen.

Ein alternatives Übungsbeispiel zur Selbsterfahrung von Gedanken und Schmerz kann durch eine **mentale Stressprovokation** hergestellt werden, z. B. über den Einsatz von Leistungstests wie dem »d2 Aufmerksamkeits-Belastungs-Test« (Brickenkamp, 1994) oder dem »Konzentrations-Leistungs-Test« (KLT) (Düker & Lienert, 2001) oder selbst gewählter leistungsbezogener Aufgabenstellungen und Anforderungssituationen. Hier sind der Kreativität des Therapeuten keine Grenzen gesetzt.

Dabei geht es primär um die Provokation gedanklicher Prozesse und um die Absicht, ihre Bedeutung als vermittelnde Variable im Stress- und Schmerzgeschehen zu erkennen, nicht darum, die mentale Leistungsfähigkeit und Belastbarkeit eines Patienten zu testen! Insofern reicht häufig schon ein kleinerer Teil an Aufgaben, um zu einer Stressprovokation zu gelangen und sich dann unmittelbar auf die Exploration von Kognitionen zu konzentrieren, beispielsweise mit Hilfe des nachfolgenden Arbeitsblattes:

Bitte lesen Sie die hier aufgeführten Gedanken aufmerksam durch. Wenn Ihnen diese oder ähnliche Gedanken in den letzten Minuten durch den Kopf gegangen oder im Augenblick vorhanden sind, markieren Sie die entsprechenden Sätze mit einem Kreuz.

☐ *Ich möchte jetzt am liebsten aufhören, ich kann nicht mehr.*
☐ *Wenn ich mich weiter so anspanne und anstrenge, bekomme ich bestimmt Schmerzen bzw. werden sich meine Schmerzen verschlimmern.*
☐ *Das klappt ja gar nicht so schlecht.*
☐ *Hoffentlich schaffe ich das.*
☐ *Ich muss mich konzentrieren, auch wenn es mir schwer fällt.*
☐ *Mir platzt gleich der Kopf.*
☐ *Bei so einem Quatsch strenge ich mich nicht an.*

→

☐ *Das macht ja richtig Spaß.*
☐ *Hoffentlich mache ich nicht so viele Fehler.*
☐ *Das ist ja nur Blödsinn, ich lass es langsamgehen.*
☐ *Hoffentlich bin ich so gut wie die anderen (Item für ein Gruppensetting).*

Auch hierbei steht wieder im Mittelpunkt, dass ein und dieselbe Anforderungssituation unterschiedliche Reaktionen hervorbringen kann in Abhängigkeit von der jeweiligen subjektiven Bewertung.

Die vorgestellten Übungsbeispiele sind auch transponierbar auf die therapeutische Arbeit im Einzelsetting. Für die Provokation einer psycho-sozialen Stressreaktion wäre dann eine Imaginationsübung angezeigt, die den jeweiligen Patienten in die Vorstellung versetzt, im Anschluss an die Entspannungsszene (s. S. 117 f.) die Therapiesitzung zu verlassen und eine Situation aufzusuchen, in der er entsprechend seiner (vermuteten) subjektiven Bewertung »unangenehm« auffällt, z. B. dadurch, dass er in ein Café geht und anfängt, laut zu singen, oder …

Die weitere Bearbeitung der Übung folgt den Empfehlungen und Vorschlägen für die Prozedur im Gruppensetting.

Wenn Patienten beginnen, achtsamer zu werden für gedankliche Prozesse, wird es im nächsten Schritt darum gehen,

➤ hinderliche, ungünstige, schmerz- oder problemauslösende bzw. -verstärkende Gedanken zu erkennen und zu verringern bzw. zu beseitigen und stattdessen

➤ hilfreiche, bewältigende, nützliche Gedanken aufzufinden und zu stärken bzw. zu entwickeln und zu fördern.

Im Sinne des eingangs vorgestellten komplexen Konstruktes »Schmerzkognitionen« unterscheiden wir im Folgenden zwischen Interventionen, die sich auf den Umgang mit *akuten Schmerzkognitionen* richten, und solchen, die auf Kognitionen als bedeutsame *intervenierende Variable* für das Schmerzgeschehen abzielen und hier zumeist den Stellenwert einer überdauernden Einstellung, Überzeugung oder Erwartungshaltung einnehmen *(habituelle Kognitionen)*.

122

9.3 Kognitive Methoden im Umgang mit der akuten Schmerzerfahrung

Die hierzu bekannten Interventionen sind entstanden aus der Idee, die akute Schmerzerfahrung in Analogie zur Konfrontation mit einer Stresssituation zu betrachten und daraus förderliche Selbstanweisungen für einen bewältigenden Umgang zu entwickeln, den man sich als einen Prozess aus folgenden Phasen vorstellen kann:

1. Vorbereitung auf den schmerzhaften Stressor
2. Konfrontation mit dem Schmerz
3. Verhalten in kritischen Situationen
4. Verstärkung für Bewältigung

Die folgenden Beispiele sollen Schmerzpatienten konkrete Anregungen und Ideen für die Begegnung mit einer akuten Schmerzerfahrung und das Auffinden individueller Hilfen vermitteln. Sie orientieren sich an den oben genannten Phasen einer akuten Stress- bzw. Schmerzbewältigung (in Anlehnung an Köhler, 1982). Patienten sollen mit Hilfe dieser Beispiele aufgefordert werden, sich diejenigen Anweisungen auszuwählen, durch die sie sich angesprochen fühlen und die sie zu ihrem persönlichen »Erste-Hilfe-Plan« zusammenstellen möchten.

---

1. Vorbereitung auf den Schmerz

Wenn sich Anzeichen für den Beginn von Schmerzen oder die Zunahme von Schmerzen einstellen, machen Sie sich bewusst, was Sie zu tun haben.

Denken Sie daran, dass Sie gegen Ihre Schmerzen etwas unternehmen können. Sie können einen Plan entwickeln, wie Sie Ihre Schmerzen günstig beeinflussen können. Sie wissen, Sie können selber auf Ihre Schmerzen Einfluss nehmen.

Bereiten Sie sich darauf vor, wie Sie mit den Schmerzempfindungen umgehen wollen, wenn sie in Erscheinung treten bzw. wieder stärker auftreten sollten. Machen Sie sich einen detaillierten Plan und konzentrieren Sie sich nur auf das, was die Situation dann von Ihnen erfordert. →

Lassen Sie all Ihre Fähigkeiten und Möglichkeiten, die Sie kennen und die in Ihrem Fall hilfreich sein könnten, an Ihnen vorüberziehen. Besinnen Sie sich auf unterschiedliche Bewältigungsstrategien, die Ihnen zur Verfügung stehen.

2. Konfrontation und Umgang mit dem Schmerz

Betrachten Sie die Situation als eine Herausforderung, mit der Sie umgehen können. Sie können der Herausforderung durch den Schmerz entgegentreten.

Tun Sie nicht alles zur selben Zeit und lassen Sie sich nicht überwältigen. Denken Sie daran: ein Schritt nach dem anderen.

Erinnern Sie sich an die verschiedenen Möglichkeiten, die Sie zur Verfügung haben. Konzentrieren Sie Ihre Aufmerksamkeit nur auf die Aufgabe, die Sie sich gestellt haben.

Denken Sie daran, dass dabei häufiger eine Anspannung auftreten kann. Das ist nichts Ungewöhnliches, aber versuchen Sie, die Zeichen von Anspannung als Signal zu verwenden, sich zu entspannen und zu überlegen, welche Möglichkeiten Sie sonst noch kennen.

Es spricht nichts dagegen, verschiedene Strategien beliebig durchzuprobieren. Sie werden spüren, was Ihnen am besten hilft.

3. Verhalten in kritischen Situationen

Wenn die Schmerzen stärker werden und Sie das Gefühl bekommen, von den Schmerzen überwältigt zu werden, machen Sie zuerst eine Pause. Konzentrieren Sie sich immer nur auf den nächsten Schritt.

Erinnern Sie sich daran, dass Sie wissen, dass es auch schwierig werden kann. Versuchen Sie die Dinge nicht schlimmer zu sehen

→

als sie sind. Nur keine Panik, die macht alles nur noch schlimmer. Lassen Sie sich nicht von Ihren Schmerzen beherrschen.

Es kann durchaus vorkommen, dass unangenehme Gedanken oder Gefühle auftauchen. Lassen Sie sich nicht von ihnen in ihren Bann ziehen. Wenn Sie sich dabei ertappen, dass Sie sich auf diese unangenehmen Gedanken konzentrieren, denken Sie daran, dass Sie selbst bestimmen, worauf Sie Ihre Aufmerksamkeit lenken.

Wenn Sie mit einer Strategie nicht zurechtkommen, versuchen Sie eine andere zu wählen.

Wie auch immer das Ergebnis ausfallen wird, es ist in jedem Falle eine Chance zu lernen.

Denken Sie immer daran, dass Sie die Kontrolle über das Geschehen haben.

4. Verstärkung für Bewältigung

Das habe ich gut geschafft. Diesmal klappte es schon besser als die letzten Male. Ich spüre, wie ich von Mal zu Mal besser mit meinen Schmerzen umgehen kann.

Ich gönne mir was Gutes, ich bestehe nicht nur aus Schmerzen. Auch wenn es dieses Mal nicht so gut geklappt hat, ich gebe nicht auf und mache weiter mit meinen Übungen. Es ist schließlich noch kein Meister vom Himmel gefallen.

9.4 Methoden zur Beeinflussung dysfunktionaler habitueller Kognitionen

Im folgenden Kapitel geht es um weit verbreitete *überdauernde* kognitive Fehlbewertungen, die auch bei Schmerzpatienten häufig anzutreffen sind und hier den Stellenwert einer *chronischen intervenierenden Variablen* für die Schmerzsymptomatik einnehmen können, insofern als sie psychophysiologische Prozesse in konkreten Situationen beeinflussen und hierüber zu Triggermechanismen für die Auslösung oder Verstärkung von Schmerzen werden können.

9.4.1 ... die zu chronischen Stress- und Überforderungs-reaktionen führen

Hierbei liegt der Fokus auf unangemessen hohen Anspruchs- und Erwartungshaltungen im Umgang mit leistungsbezogenen und / oder sozialen Anforderungssituationen, häufig resultierend aus einem ehrgeizigen, übertrieben leistungsorientierten Selbstbild, das keine Fehler oder Schwächen duldet und zum Durchhalten um jeden Preis auffordert (Beispiele: *»Bei mir muss immer alles perfekt sein.«* *»Mach bloß keine Fehler.«* *»Ohne Fleiß keinen Preis.«* *»Du musst immer hundertprozentige Leistungen bringen.«* *»Du bist für alles verantwortlich.«* *»Ohne dich läuft nichts.«*). Wenn schließlich Anzeichen körperlicher oder psychischer Belastungserscheinungen auftreten, werden sie typischerweise ignoriert oder bagatellisiert. *(»Das bisschen Schmerzen wird schon nicht so schlimm sein.«* *»Was uns nicht umhaut, macht uns nur noch stärker.«*) bzw. bekämpft *(»Reiß dich zusammen.«*).

Wenn ein überzogenes Arbeits- und Leistungsverhalten der Kompensation oder Stabilisierung eines labilen Selbstwertgefühls dient und über Leistungsverhalten eine wesentliche Quelle positiver Zuwendung und Anerkennung durch andere zustande kommt, kann es sich für die therapeutische Interaktion und Beziehungsgestaltung als ausgesprochen wichtig erweisen, das Leistungsverhalten des Patienten grundsätzlich positiv zu konnotieren. Um falschen Befürchtungen entgegenzutreten (z. B. eine »Egal-Haltung« beigebracht zu bekommen), sollte solchen Patienten gegenüber besonders betont werden, dass es um die Veränderung *un*gesunden Stressverhaltens und den Abbau von *Über*lastung und *Über*forderung geht, damit Leistungsfähigkeit und Freude am Erfolg langfristig erhalten bleiben können. Das Arbeitsblatt zur Veränderung stresserzeugender Einstellungen (s. S. 127 u. 128) soll hierzu eine konkrete Hilfestellung anbieten.

Arbeitsblatt zur Veränderung stresserzeugender Einstellungen

Welche *Ansprüche* bestimmen mein Verhalten in Stresssituationen? Was sind meine *inneren Antreiber*? (z. B. *»Ich muss allen Anforderungen gewachsen sein.«* oder *»Ich muss mich um alles kümmern, sonst läuft es nicht.«*)

❷ Was spricht *dafür*, solche Ansprüche zu haben? Was spricht *dagegen*?
Was bewirken sie *kurzfristig*? Was bewirken sie *langfristig*?
(z. B. *positives Gefühl der Selbstbestätigung, manchmal auch Anerkennung und Wertschätzung durch andere ↔ zunehmende Anstrengung und Erschöpfung, Verschlimmerung der Schmerzen*)

→

❸ Was soll mein Motto in künftigen Stresssituationen sein? Was will ich zu mir sagen? (z. B. »*Wer sich für alles zuständig und verantwortlich fühlt, macht sich selbst auf Dauer zum Trottel.*« »*Ich besinne mich auf Wichtiges und Wesentliches.*« »*Weniger kann manchmal mehr sein.*«)

❹ Was werde ich konkret an meinem Verhalten im Sinne des neuen Anspruchs ändern?

(z. B. »*Ich werde mich in Zukunft von unwichtigen Aufgaben trennen und an andere abgeben. Ich werde mehr auf meine innere Stimme hören und rechtzeitig nein sagen, bevor mir etwas zu viel wird.*«)

9.4.2 ... die zu chronischer Hilflosigkeit und Depression führen

Hierbei geht es um übertrieben negative, pessimistische Überzeugungen und Erwartungshaltungen, die sich oftmals in Form generalisierter Misserfolgserwartungen oder negativer Kompetenz- und Konsequenzerwartungen äußern und häufig verbunden sind mit einem negativen Selbstbild, negativen Interpretationen sämtlicher Umwelterfahrungen und negativer Zukunftserwartung. Positive Ereignisse werden typischerweise auf Zufall oder den Erfolg anderer attribuiert, eigene Fähigkeiten bagatellisiert bzw. abgewertet. Negative Ereignisse werden demgegenüber sich selbst und dem eigenen Unvermögen zugeschrieben. Pessimistische Kognitionen resultieren häufig aus wiederholten Erfahrungen subjektiv erlebter Unkontrollierbarkeit und Unvorhersehbarkeit vor allem aversiver Ereignisse, die dazu führen können, dass sich die betroffene Person hilflos fühlt und schließlich resigniert: »*Ich kann tun oder lassen, was ich will, es ändert sich sowieso nichts.*« Folgen einer solchen Einstellung bestehen darin, dass solche Menschen zunehmend passiver werden und sich aus allen Aktivitäten zurückziehen. Der damit verbundene Verlust an positiven Erlebnissen (Verstärkern) mündet schließlich in eine zunehmend depressive Entwicklung mit Antriebslosigkeit, ständigem Grübeln, Insuffizienzerleben, Gefühlen von Hilf- und Hoffnungslosigkeit und begleitenden körperlichen Beschwerden.

Wir wissen aus der Schmerzforschung, dass ein gut untersuchter und vielfach empirisch bestätigter korrelativer Zusammenhang zwischen Depression und Schmerz besteht: Ein hohes Ausmaß an Depressivität geht mit einer hohen Schmerzausprägung einher bzw. umgekehrt.

Die Arbeitsblätter auf den Seiten 130 und 131 sind gedacht als Anregung für das Auffinden und Hinterfragen typischer pessimistischer Gedanken, Überzeugungen und Einstellungen und deren Korrektur bzw. Ersatz durch hilfreiche, bewältigende Kognitionen.

Pessimismus erkennen

Der Pessimist sagt, wenn ihm etwas *Angenehmes oder Positives* widerfährt:

»*Das war nur Zufall.*«
»*Das habe ich in erster Linie anderen zu verdanken.*«

»*Das war doch nichts Besonderes.*« »*Das ist nicht weiter wichtig.*« »*Das kann doch jeder.*«

»*Das hat heute mal geklappt, aber morgen kann das schon wieder ganz anders aussehen.*«

....
....
....
....

Wenn etwas *schief läuft, misslingt oder Fehler passieren*, denkt der Pessimist:

»*Ich bin schuld.*«

»*Ich mache immer alles verkehrt.*«
»*Das hätte niemals passieren dürfen, jetzt ist alles verloren.*«

»*Das wird nie besser werden.*«

....
....
....
....

Erkennen Sie eigene Denkmuster wieder? Auf den gepunkteten Linien ist Platz für typische Sätze, an denen Sie merken können, dass Sie beginnen, pessimistisch zu denken.

© Therapiematerialien der Fachklinik Hochsauerland, Bad Fredeburg

Das A B C gegen Hilflosigkeit

A wie Anlass

Mir geht es nicht gut – in welcher Situation befinde ich mich?
Was ist passiert?

↓

B wie Bewertung (hier: negative Gedanken)

Welche negativen Gedanken gehen mir in dieser Situation durch
den Kopf?

↓

C wie »C«onsequenzen der negativen Gedanken

Wie fühle ich mich?   Was tue ich?

↓

D wie Disput (= »Streitgespräch«)

Durch welche hilfreichen Gedanken könnte ich mich gegen die
pessimistische Stimme zur Wehr setzen?

↓

E wie Ergebnis der hilfreichen Gedanken

Wie fühle ich mich?   Was sollte ich nun tun?

9.4.3 ... die zu chronischen Angst- und Panikreaktionen führen

Hierbei steht im Problemfokus eine überdauernde ängstliche Erwartungshaltung gegenüber Schmerzen (»Angst vor Schmerzen«), häufig auch gegenüber anderen körperlichen Missempfindungen. Die ängstliche Erwartungshaltung ist dabei typischerweise eng mit Befürchtungen von Kontrollverlust verbunden. Kontrollverlust kann sich erfahrungsgemäß auf *körperliche* Vorgänge (*»Die Schmerzen bringen mich noch um«*), psychische Prozesse (*»Die Schmerzen machen mich noch verrückt«*) und / oder *soziale* Befürchtungen (*»Was sollen nur die Leute von mir denken«*) beziehen. Im Mittelpunkt des Problemverhaltens steht die inadäquate Interpretation körperlicher Symptome, häufig in Form katastrophisierender Annahmen, gefolgt von intensivem Angst- und Spannungserleben mit weiterer Verstärkung der körperlichen Symptome.

»Ich habe schon beim Aufwachen ein leichtes Ziehen im Bauch verspürt, der erste Gedanke war, o Gott, geht das schon wieder los, das kann doch nicht wahr sein, hoffentlich wird es nicht schlimmer. Ich war danach völlig blockiert und habe die ganze Zeit nur noch beobachtet, was aus den Schmerzen wird, ... und wie es so kommen sollte, wurden sie Stunde um Stunde schlimmer, damit war für mich klar, dass der Tag mal wieder gelaufen war, dabei hatte ich mir gerade an dem Tag so viel vorgenommen. Inzwischen denke ich immer häufiger darüber nach, wohin das noch führen soll, ich habe schon Zweifel, ob ich demnächst überhaupt in Urlaub fahren soll, denn wenn ich auch dort von Schmerzen überrascht werde, was soll ich dann ohne ärztliche Hilfe anfangen ...«

Auf ein solches Problemverhalten folgt häufig die Entwicklung von Schon- und Vermeidungsverhalten: Viele Aktivitäten werden unterlassen, um antizipiertem Schmerz oder antizipierter Schmerzverstärkung zu entgehen mit Folgen wie Immobilität und Rückzugsverhalten, abnehmender Schmerztoleranz, gesteigerter Schmerzempfindlichkeit und der Ausbildung eines interozeptiven Wahrnehmungsstils mit gesteigerter Aufmerksamkeitslenkung auf körperliche Vorgänge. Insbesondere Angst vor Schmerzen und das daran gebundene Vermeidungsverhalten (»fear avoidance«) ist in den Augen vieler Experten ein entscheidender Faktor für die Chronifizierung von Schmerzen.

Es ist sicherlich bei manchen Schmerzsyndromen wie z. B. bestimmten Formen von Kopfschmerzen eine schwierige Leistung, Schmerzsignale adäquat zu interpretieren. Ein Ignorieren, Bagatellisieren oder Ablenken von Schmerzen könnte dann möglicherweise das falsche Verhalten sein, das z. B. die rechtzeitige Einleitung einer wirksamen medikamentösen Intervention verhindert. In solchen Fällen ist unbedingt eine Kontaktaufnahme mit einem versierten Schmerztherapeuten zu empfehlen, um Anhaltspunkte für die Differenzierung zwischen Körpersignalen, die die akute Notwendigkeit einer medizinischen Mitbehandlung anzeigen, und solchen, die im Bereich des Selbstmanagements des Patienten bleiben können, vermittelt zu bekommen.

Therapeutische Zielsetzungen in der Bearbeitung der inadäquaten, dysfunktionalen angstbesetzten Schmerzbewertung richten sich in der Hauptsache auf folgende Problembereiche:

➤ Korrektur von Fehlinterpretationen körperlicher Symptome
➤ Bewältigung phobischer Kognitionen und daraus resultierendem Vermeidungsverhalten

Die Verhaltenstherapie bedient sich dazu klassischerweise des Interventionsprinzips der Konfrontation mit angstauslösenden Reizen und nachfolgender korrigierender emotionaler Erfahrung von Gewöhnung und Toleranz im Umgang mit zuvor vermiedenen, als schädlich befürchteten Aktivitäten. Schmerzpatienten werden dazu angeleitet, das, was sie unter allen Umständen zu umgehen und zu verhindern versuchen, herbeizuführen und dabei zu erleben, dass die erwarteten ›katastrophalen‹ Konsequenzen nicht eintreten und dass sie stattdessen in der Lage sind, die Situation zu durchstehen und damit eine bewältigende Erfahrung zu machen.

So werden beispielsweise Patienten mit chronisch-unspezifischen Rückenschmerzen und einem ausgeprägten körperlichen Schon- und Vermeidungsverhalten, die davon überzeugt sind, dass körperliche Aktivität und Rückenschmerzen zusammenhängen (sog.

›fear-avoidance-beliefs‹), an gezielte körperliche Aktivierung herangeführt, die nicht mit einsetzenden Schmerzen unterbrochen wird, sondern durch ein externes Kriterium begrenzt ist, z. B. eine vorher festgelegte Übungshäufigkeit oder -zeit. Damit verliert Schmerz auf Dauer seine Funktion als diskriminierender Stimulus, und der ›Verstärkungscharakter‹ von Schmerzverhalten nimmt ab (s. auch Kap. 10 ›Verhaltensbezogene Strategien der Schmerzbewältigung‹).

Für Patienten, die dazu neigen, bei antizipierten oder beginnenden Schmerzen eine Lawine aversiver irrationaler Gedanken loszutreten, kann es nützlich sein zu lernen, ›auf die Katastrophenbremse zu treten‹ und hilfreiche, bewältigende Gedanken zum Einsatz zu bringen. Die ›Katastrophenbremse‹ kann analog der Methode des **»Gedankenstopps«** praktiziert werden, die dem Patienten als Möglichkeit angeboten wird, wie er seine unerwünschten Gedanken besser kontrollieren lernen kann.

Hierzu wird der Patient aufgefordert, seine Augen zu schließen und sich innerlich immer wieder die Lawine bekannter, negativer Gedanken vorzusprechen. Dabei kann der Therapeut diesen Prozess auch durch selbst vorgetragene Suggestionen unterstützen. Wenn der Patient signalisiert, dass er das ganze aversive Szenario vor Augen hat, ruft der Therapeut sehr laut »Stopp«. Diese Aufforderung sollte für den Patienten unerwartet kommen und eine deutliche Schreckreaktion herbeiführen. Auf die anschließende Frage des Therapeuten, was sich ereignet hat, antworten Patienten üblicherweise, dass sie die Gedanken nicht mehr fortsetzen konnten, als der Therapeut »Stopp« rief. Genau dieses Erlebnis sollte dem Patienten bewusst gemacht und hierüber das Verfahren verdeutlicht werden, unerwünschte Gedanken unterbrechen zu können. Diese Prozedur wird daraufhin systematisch trainiert, zunächst noch unter Anleitung des Therapeuten, anschließend in Eigenregie. Hierbei wird der Patient aufgefordert, selbst laut »Stopp« zu rufen, während er versucht, sich die unerwünschten Gedanken vorzustellen. Das Endziel dieser Übung besteht darin, dass der Patient in der Lage ist, sich

vorzustellen, dass er laut »Stopp« ruft, wenn ihm die unerwünschten Gedanken durch den Kopf gehen.

Für manche Patienten können Modifikationen hilfreich sein,
wie beispielsweise sich das Wort »Stopp« geschrieben anstatt
akustisch vorzustellen. Zu Anfang können zusätzlich auch noch
andere Reize benutzt werden, um zu einer Unterbrechung von
Gedankenketten zu gelangen, wie z. B. das Läuten einer Tisch-
glocke unmittelbar am Ohr des Patienten.

Wie auch immer: Um Missverständnissen und Enttäuschungen
vorzubeugen, ist es wichtig, Patienten vorab klar zu machen, dass
mit der Methode des Gedankenstopps Ketten unerwünschter Gedanken zwar unterbrochen werden können, hierüber aber nicht
automatisch hilfreiche, nützliche Gedanken und Einstellungen aufkommen. Deswegen ist es unerlässlich, mit der Methode des
Gedankenstopps auch die Aufgabe zu verknüpfen, zu positiven
Selbstinstruktionen zu finden: »*Wie kann ich mir helfen, was kann
ich tun, damit es mir besser geht?*« und eine Aufmerksamkeitslenkung auf Bewältigung vorzunehmen, die ebenso systematisch
geübt werden muss, wenn hierüber eine hilfreiche Gewohnheitsbildung zustande kommen soll.

9.4.4 ... die zu chronischem Ärger führen

Ärger stellt eine starke emotionale Reaktion dar, die im Allgemeinen ausgelöst wird durch Situationen oder Ereignisse, die der Betreffende als provozierend, frustrierend oder die persönliche Integ-
rität bedrohend auffasst. Betrachtet man die Funktion von Ärger als
Signal für störende Ereignisse, so ist Ärger in all jenen Situationen
angemessen, die als korrigierbar, bedeutsam und mit persönlicher
Relevanz bewertet werden können. Bei Fehlen dieser Merkmale
– insbesondere wenn eine Veränderbarkeit nicht gegeben ist – wird
Ärger unsinnig und zwecklos und führt bei entsprechender Häufigkeit zu lang anhaltenden Zuständen gesteigerter Reizbarkeit und
erhöhter Erregung mit begleitenden vegetativen und somatischen
Reaktionen, die für Patienten mit chronischen Schmerzstörungen

zur Auslösung oder Verstärkung von Schmerzreaktionen führen können. Beobachtbare Kennzeichen unangemessenen Ärgerverhaltens können entweder in stark über- oder aber unterreagierenden Verhaltensweisen bestehen (Aufbrausen, Jähzorn, Beschimpfungen, »ausflippen« versus Ärger »runterschlucken« oder »in sich rein fressen«).

Therapeutische Interventionen verfolgen vor allem die Absicht, den Patienten zu einem zielorientierten und konstruktiven Umgang mit Ärger anzuleiten. Hierzu gehört vor allem die Identifikation berechtigter ärgermotivierter Ereignisse und Situationen und deren angemessene Bewertung. Diesem Zweck dient das folgende Arbeitsblatt:

Hilfreiche Denkweisen im Umgang mit Ärger

Im Folgenden finden Sie Überlegungen und Gedanken, die Ihnen dabei helfen können, mit Ärger angemessener umzugehen. Nicht jeder Gedanke wird für Sie gleichermaßen wichtig und hilfreich sein, deshalb konzentrieren Sie sich nur auf solche Sätze, die Sie für sich gebrauchen können!

➤ Ich merke, wie Ärger in mir hochsteigt → → → Halt! Stopp!

? Ist der Anlass meines Ärgers wirklich für mich *persönlich wichtig?*

? Lohnt mein Ärger, kann ich mit seiner Hilfe etwas *verändern?*

→ **Wenn »ja« ... hilfreiche Gedanken bei *nutzbarem* Ärger:**

• *Was ist mein Ziel? Was sollte ich dafür jetzt tun?*

• *Ich weiß, dass ich mit dieser Situation umgehen kann, ich kann meinen Ärger kontrollieren.*

• *Es gibt keinen Grund, in Beleidigungen und Beschimpfungen zu verfallen.*

• *Ich kann mir die Zeit nehmen, mich zu entspannen und zu konzentrieren.*

• *Dies kann eine schwierige Situation werden, aber ich schaffe es.*

- *Solange ich ruhig bleibe, habe ich die Situation im Griff.*
- *Jetzt nicht die Fassung verlieren! Ich konzentriere mich lieber auf mein Ziel.*
- *Ich habe es nicht nötig, mich hier zu beweisen.*
- *Ich lasse mich nicht provozieren.*
- *Es macht keinen Sinn, jetzt auszurasten.*
- *Nicht alles, was bisher passiert ist, war schlecht – ich denke lieber auch an die guten Seiten.*
- *Ich bleib lieber ruhig, als mit dem Kopf vor die Wand zu laufen.*
- *Ich brauche nicht an mir zu zweifeln, auch wenn er/sie anderer Meinung ist als ich.*
- *Jetzt erst mal tief durchatmen.*
- *Mein Ärger zeigt mir, dass ich etwas tun muss. Es ist an der Zeit, meine Interessen zu wahren.*
- *Der/die versucht nur, mich wütend zu machen. Den Gefallen tue ich ihm/ihr nicht!*
- *Ich kann nicht verlangen, dass alles so läuft, wie ich es gerne hätte.*
- *Vielleicht ist ein Kompromiss das Beste, vielleicht haben wir beide Recht.*

→ **Wenn »nein«** ➔➔➔ hilfreiche Gedanken bei *unnützem* **Ärger:**

- *Ich kann mit dieser Situation umgehen, ich kann meinen Ärger kontrollieren.*
- *Es bringt nichts, sich hierüber zu ärgern.*
- *Grund genug, mich zu ärgern, habe ich zwar. Aber mein Ärger ändert hier auch nichts und verdirbt mir nur die Laune. Ich lenk mich lieber ab!*
- *Auch wenn ich mich jetzt noch so sehr aufrege, es ändert doch nichts an der Situation.*
- *Ich will mich nicht über Kleinigkeiten aufregen, ich freue mich lieber über das, was gut läuft.*

10. Verhaltensbezogene Strategien der Schmerzbewältigung

Im Mittelpunkt dieses Kapitels steht die **motorische Ebene** des Schmerzverhaltens (s. S. 32 f.), insbesondere im Hinblick auf **Bewegung** und **Körperhaltung**.

10.1 Körperliche Aktivierung

Wir wissen, dass viele Patienten mit chronischen Schmerzstörungen **körperliche Aktivitäten vermeiden**. Aus Untersuchungen an Patienten mit chronisch-unspezifischen Rückenschmerzen ist bekannt, dass es unter ihnen Betroffene gibt, die davon überzeugt sind, dass Aktivität, körperliche Belastung und Bewegung dem Rücken schaden und dadurch Schmerzen verursacht werden oder verstärkt auftreten (Waddell et al., 1993; Pfingsten et al., 1997). Als Konsequenz auf diese angstbesetzte Überzeugung (sog. fear-avoidance beliefs, s. S. 134) reagieren sie mit entsprechender Vermeidung körperlicher Aktivität.

Lernpsychologisch betrachtet kommt es hierbei ähnlich wie bei Patienten mit Angststörungen zu einer so genannten negativen Verstärkung des Problemverhaltens: Das als unangenehm erwartete Ereignis »Schmerzauslösung« oder »Schmerzzunahme« tritt nicht ein, was vom Patienten positiv erlebt wird, und begünstigt, dass Vermeidungsverhalten auch künftig praktiziert wird. Darüber kann sich ein ausgesprochen hartnäckiges Problemverhalten entwickeln, weil die betreffende Person nicht mehr die korrigierende Erfahrung macht, dass Bewegung / Aktivität nicht notwendigerweise zu Schmerzen führen muss. Zunehmende Immobilität begünstigt aber längerfristig betrachtet über die damit verbundene Minderbeanspruchung der Muskulatur, dass es zu erheblichen Schwächen wichtiger Muskelgruppen im Bereich des Rumpfes, zu Fehlhaltungen und Koordinationsstörungen kommt, die ihrerseits schmerzverstärkende Auswirkungen haben und in einen Aufschaukelungsprozess münden.

Aus diesen Überlegungen folgt für die Behandlung ein **körperliches Aktivierungstraining**, das vor allem eine Steigerung der muskulären Kapazität und eine Verbesserung der allgemeinen körperlichen Fitness und Leistungsfähigkeit anstrebt.

Muskuläre Aufbauprogramme sprechen in erster Linie Rückenschmerzpatienten an. Hier ist die Kooperation und interdisziplinäre Zusammenarbeit des Psychotherapeuten mit einem Physiotherapeuten (in der Klinik oder in einer ambulanten Einrichtung) unerlässlich. Aus lernpsychologischer Perspektive ist für die Durchführung eines solchen Trainings wichtig zu beachten, dass es nicht, wie in der konventionellen Krankengymnastik üblich, nach auftretenden Schmerzen ausgerichtet bzw. dadurch limitiert ist (… nur so lange / so oft, bis es weh tut …), sondern sich an einem individuellen **Quotenplan mit externen Kriterien** orientiert (z. B. Anzahl der Wiederholungsdurchgänge einer Übung, zeitliche Dauer, aufgelegtes Gewicht). Auf diese Weise wird die zuvor bestehende, unangemessene verhaltenssteuernde Funktion des Schmerzes, körperliche Aktivität zu beenden bzw. zu vermeiden, aufgehoben. Als Folge davon kann sich wieder ein Erleben von Selbstwirksamkeit und Vertrauen in körperliche Leistungsfähigkeit und Belastbarkeit einstellen.

Da viele Patienten zu Beginn eines solchen Trainings völlig ungeübt sind, empfiehlt sich ein **sukzessive ansteigendes Programm** in anfänglich kleinen Schritten, die vom Patienten mit größtmöglicher Wahrscheinlichkeit auch erfolgreich absolviert werden können. Es geht gerade in der Anfangsphase eines solchen Trainings darum, Misserfolge und den damit verbundenen Motivationsverlust zu vermeiden. Um von vornherein auch die Eigenverantwortlichkeit anzusprechen und zu stärken, ist es wichtig, den Patienten an der Ausarbeitung solcher Trainingsprogramme zu beteiligen.

Zusätzlich zu solchen speziellen muskulären Aufbauprogrammen ist jede Form körperlicher Aktivierung zu fördern, die zu einer Verbesserung der allgemeinen Fitness und Beweglichkeit führt. Dabei kommt es nicht auf ehrgeizige Höchstleistungen an, sondern auf ein regelmäßiges, moderates Training. Beispiele für **gesunde Ausdauersportarten** sind Radfahren, Schwimmen, Wandern, Joggen, Gymnastik, möglichst dreimal pro Woche für 30 Minuten. Es lohnt sich in jedem Falle, den Patienten daraufhin zu befragen, ob es Sportarten gibt, die ihm früher mal Spaß gemacht haben, um an diese Erfahrung anknüpfen und Freude an körperlicher Betätigung wieder herstellen zu können.

Interessant sind in diesem Zusammenhang Studien, die den positiven Einfluss körperlicher Aktivität auf die Freisetzung von Endorphinen belegen können. Endorphine (»endogene Morphine«) sind eine Bezeichnung für alle im Körper natürlicherweise vorkommenden Substanzen mit opiatartiger Wirkung. Sie befinden sich im Gehirn, im Rückenmark, in der Hypophyse (Hirnanhangsdrüse) und in Nervengeflechten verschiedener peripherer Organe. Hasenbring et al. (2001) berichten von Untersuchungen, denen zufolge nach einer körperlichen Übung (in Form von 1500 Metern Jogging in selbst gewähltem Tempo) die Schmerztoleranz anschließend signifikant erhöht war. Dass diese Wirkung auf die Freisetzung von Endorphinen zurückzuführen ist, wurde durch die anschließende Verabreichung von Naloxon, einem bekannten Opiat-Antagonisten, demonstriert. Durch diesen Eingriff konnte der zuvor erzielte Effekt einer erhöhten Schmerztoleranz völlig aufgehoben werden.

10.2 Die aufrechte *sitzende* Körperhaltung

Wenn wir uns unsere Körperhaltung im Sitzen bewusst machten, bei der Verrichtung unterschiedlichster Tätigkeiten oder in Ruhe, am Arbeitsplatz oder zu Hause, würde den meisten auffallen, dass sie häufig eine ungünstige, rückenschädigende Haltung einnehmen. Sie sitzen zusammengesunken, die Schultern nach vorn gebeugt, mit rund gekrümmter Wirbelsäule, den Kopf bzw. das Kinn nach vorne gestreckt (s. Abb. 11, rechter Teil). Bei dieser nur scheinbar bequemen, *schlaffen Sitzhaltung* dreht sich das Becken auf der Sitzfläche nach hinten und bewirkt eine Abflachung der Lendenwirbelsäule. Durch die Krümmung der Wirbelsäule kommt es zu einer Annäherung von Brustkorb und Becken; Bauchraum und Brustkorbraum werden eingeengt. Bei dieser Haltung werden einerseits die inneren Organe in ihrer Funktion beeinträchtigt, andererseits entstehen Muskelverkürzungen (z. B. der Bauchmuskulatur) bzw. Überdehnungen der Rückenmuskulatur. Diese ungünstigen Belastungsverhältnisse für die Wirbelsäule bleiben anfangs zumeist unbemerkt, führen jedoch längerfristig zu schmerzhaften Verspannungen im Kopf-, Nacken- und Rückenbereich.

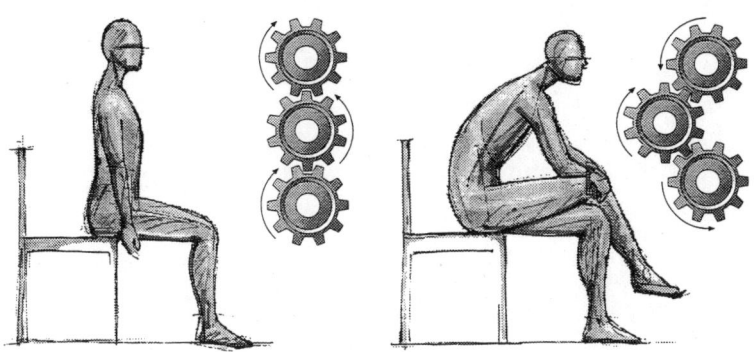

Abbildung 11: Aktive Aufrechthaltung und schlaffe Sitzhaltung im Vergleich

Der linke Teil von Abb. 11 demonstriert die »*aktive Aufrechthaltung*«, die der natürlichen doppel-S-förmigen Krümmung der Wirbelsäule entspricht und besonders günstig im Hinblick auf eine ausgewogene Verteilung der Druckverhältnisse ist. Um diese Position einzunehmen, müssen *3 Schritte* vollzogen werden, die wie »Zahnräder« ineinander greifen sollen:

1. *Beckenkippung*: Dazu setzt man sich auf die vordere Hälfte eines Stuhls und kippt dann das Becken nach vorne und nach hinten. Bei diesen Bewegungen nimmt man die Sitzhöcker wahr. Wenn man bei dieser Prozedur die Sitzhöcker am deutlichsten auf der Unterlage spürt, ist die Lendenwirbelsäule angemessen aufgerichtet. Nun wird das Becken über diesen Punkt hinaus nach vorn geschoben, sodass die Belastung etwas vor den Sitzhöckern auf die Sitzfläche wirkt, und hat damit die Lendenwirbelsäule in ihre natürliche, leicht nach vorn geschwungene Form gebracht.

2. *Brustkorbhebung*: Mit der Beckenkippung stellt sich gleichzeitig eine Hebung des Brustkorbes ein. Um diesen Vorgang bewusst wahrzunehmen, legt man die eine Hand auf den Unterbauch und die andere auf das Brustbein. Wenn man nun das Becken wie im ersten Schritt beschrieben nach vorne kippt, entfernen sich beide Hände bei der Aufrichtung des Brustkorbes und der Oberkörper wird leicht nach vorne geneigt.

3. *Kopfhaltung*: Bei der Bewegung, den Brustkorb nach vorne oben aufzurichten und gleichzeitig die Blickrichtung beizubehalten, wird der Nacken lang gestreckt und der Kopf gelangt in die richtige Position. Man kann sich auch mit der Vorstellung helfen, jemand zöge einen an den Haaren am Hinterkopf leicht nach oben.

Eine besonders ausführliche Anleitung für das Training der »aktiven Aufrechthaltung« mit Informationsteilen und Schaubildern findet sich bei Basler (2001).

Für das weitere Training kommt es darauf an, die aufrechte Sitzhaltung bei verschiedensten Gelegenheiten im Alltag regelmäßig anzuwenden und zu einer neuen Gewohnheit zu entwickeln, z. B. beim Sitzen am Esstisch, am Schreibtisch, vor dem Computer etc. Diese Empfehlung darf aber nicht missverstanden werden als zwanghaftes Verharren in einer solchen Haltung, sondern als dynamisches Sitzen im Wechsel mit anderen Positionen und Bewegungsabläufen. Dazu gehört auch, sich während des Sitzens zu strecken und zu recken, oder eine sitzende Tätigkeit immer mal wieder zu unterbrechen und sich »die Beine zu vertreten«.

Um sich die eigene Sitzhaltung immer wieder bewusst zu machen und gegebenenfalls zu korrigieren, kann man sich mit Signalpunkten helfen, die man an typischen Stellen anbringt (z. B. am Bildschirm des Computers, am Telefon auf dem Schreibtisch, auf der Kaffeekanne, die auf dem Frühstückstisch steht, etc.). Diese Technik ist bereits in Kapitel 7 für das anwendungsbezogene Training von Entspannungsmethoden ausführlicher beschrieben worden.

10.3 Die aufrechte *stehende* Körperhaltung

Ähnliche Fehlhaltungen wie beim Sitzen kann man auch beim **Stehen** beobachten. Auch hier fehlt vielen Menschen die aufrechte Haltung. Sie stehen zusammengesunken, mit nach vorn hängenden Schultern und gebeugtem Oberkörper. Eine gute Haltung ist nicht auf den Rücken begrenzt, sondern beginnt bei den Füßen. Beide Füße müssen gleichmäßig und fest mit dem Boden Kontakt haben. Die Knie sind leicht gebeugt, die Füße etwas nach außen gedreht. Das Becken wird nach vorne gekippt, der Oberkörper vom Brustbein aus aufgerichtet. Der Kopf wird gerade gehalten und die Halswirbelsäule aufgerichtet. Dabei entsteht ein leichtes Doppelkinn.

Zum Üben stellt man sich am besten vor einen Spiegel, in dem man den gesamten Körper sieht:

»Stellen Sie sich frei und bequem, ohne Schuhe, seitlich neben den Spiegel. Versuchen Sie herauszufinden, ob Sie beide Füße gleichmäßig belasten oder ob Sie mehr Druck auf den Fersen oder Fußballen verspüren. Jetzt bringen Sie den Körper in die oben beschriebene aufrechte Haltung. Der Körper wird ins Lot gebracht, das heißt, Ballen und Fersen sind gleichmäßig belastet. Zur Kontrolle der Übung legen Sie die linke Hand auf das Brustbein und die rechte auf den Bauch. Die Übung beginnt, indem sie eine gekrümmte Haltung einnehmen. Der Abstand der Hände zueinander wird dabei kleiner. Jetzt richten Sie sich auf, der Abstand beider Hände vergrößert sich deutlich. Verhindern Sie dabei jedoch eine Überstreckung des Rückens. Ist die aufrechte Körperhaltung erreicht, haben Sie Ihr Gleichgewicht hergestellt, was automatisch eine Stabilisation und Kräftigung der ausgleichenden Haltemuskulatur bewirkt.«

Tab. 9 fasst die wichtigsten **Regeln für einen rückengerechten Tagesablauf** zusammen:

➤ Überprüfen und korrigieren Sie möglichst häufig Ihre Haltung.

➤ Halten Sie Ihre Wirbelsäule aufgerichtet bei leichtem Hohlkreuz in ihrer natürlichen Form.

➤ Nehmen Sie beim Sitzen immer wieder die aktive Aufrechthaltung ein. Praktizieren Sie dynamisches Sitzen, aber sitzen Sie nicht zu lange. Nach spätestens 30 Minuten sollten Sie für aktiven Bewegungsausgleich sorgen. Vermeiden Sie einseitige Haltungen.

➤ Überprüfen Sie Ihre Sitzmöbel und die dazu gehörigen Tische. Der Stuhl sollte so beschaffen sein, dass die Füße fest auf dem Boden und die Kniegelenke im rechten Winkel stehen. Mit einem Keilkissen sollten Sie Becken und Steißbein so positionieren, dass die Wirbelsäule möglichst gerade und damit entlastet ist. Die Knie sollen beim Sitzen etwas tiefer sein als die Hüfte.

➤ Die Arbeitsfläche / der Schreibtisch sollte so hoch sein wie die Ellenbogen, damit die Schultern entspannt herunterhängen können.

➤ Beim In-die-Knie-Gehen und Wiederaufrichten stützen Sie sich zusätzlich mit den Händen an einem Gegenstand ab. Die Arme übernehmen zusätzliche Haltearbeit.

➤ Vermeiden Sie unnötige Drehungen der Wirbelsäule. Der Rücken sollte als Ganzes bewegt werden.

➤ Tragen Sie Gegenstände stets nahe am Körper. Kinder sollten einen Rucksack anstatt einer Tasche benutzen.

➤ Bewegen Sie sich, aber legen Sie auch genügend Pausen ein. Ihr Körper, die Muskulatur und die Bandscheiben leben vom Wechselspiel aus Belastung und Entlastung. Übermäßige Ruhe wie auch Belastung schaden Ihrer Wirbelsäule.

➤ Gönnen Sie Ihrem Rücken die wohlverdiente Ruhe. Entlasten Sie sich in der Rückenlage mit aufgelegten Beinen (Stuhl, Sessel) oder in gestreckter Dehnlagerung (mit ge-

---

streckten und leicht abgespreizten Beinen auf dem Rücken liegen, die Arme über dem Kopf in U-Haltung). Ein Lendenkissen unterstützt diese Stellung.

➤ Trainieren Sie Ihren Rücken – eine gute Rückenmuskulatur stabilisiert die Wirbelsäule.

➤ Rückengerechtes Verhalten lässt sich erlernen. Verändern Sie Gewohnheiten, die Ihrer Wirbelsäule schaden.

Zusammengefasst betrachtet ist das Modul der verhaltensbezogenen Strategien der Schmerzbewältigung ein therapeutisches Aufgabengebiet, an dem sich der interdisziplinäre Charakter verhaltensmedizinischer Schmerztherapie besonders gut hervorheben lässt, indem es hier auf eine gute Kooperation von Psychologen, Physiotherapeuten und Ärzten ankommt.

Die folgenden Abbildungen demonstrieren abschließend eine Auswahl rückengerechter Haltungen und Bewegungsabläufe im Alltag.

Haltungsaufbau im Sitzen

Falsches Sitzen   Richtiges Sitzen

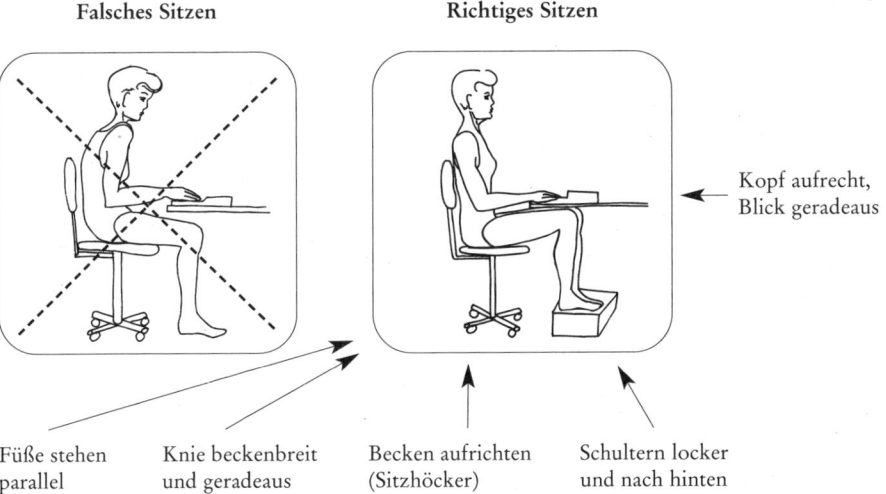

Kopf aufrecht, Blick geradeaus

Füße stehen parallel   Knie beckenbreit und geradeaus   Becken aufrichten (Sitzhöcker)   Schultern locker und nach hinten

Haltungsaufbau im Stehen

Falsches Stehen   **Richtiges Stehen**

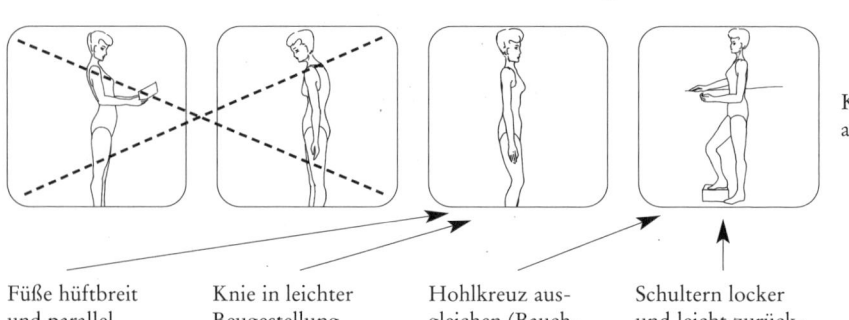

Kopf
aufre

Füße hüftbreit
und parallel
(Gewicht auf dem
ganzen Fuß verteilen)

Knie in leichter
Beugestellung

Hohlkreuz aus-
gleichen (Bauch-
und Gesäßmusku-
latur anspannen)

Schultern locker
und leicht zurück-
nehmen

Haltungsaufbau im Liegen

Wie man sich legt, so liegt auch die Wirbelsäule

Rückenlage

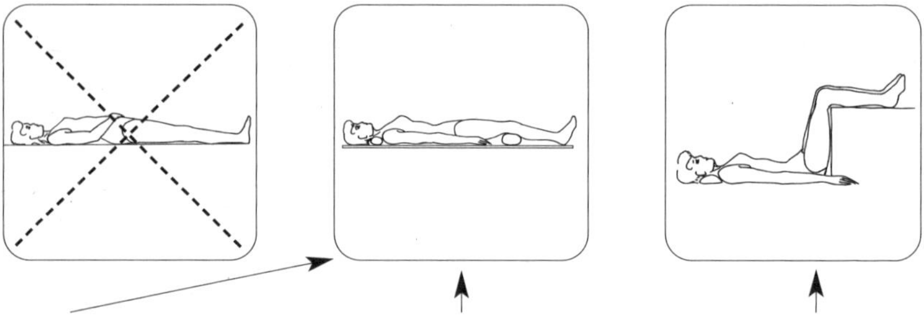

das Hohlkreuz ausgleichen,
indem man eine Rolle
unter die Knie legt

Nacken mit einer kleinen
Rolle unterstützen

optimale Entlastung für
Muskulatur und Wirbel-
säule in der so genannten
Stufenlage

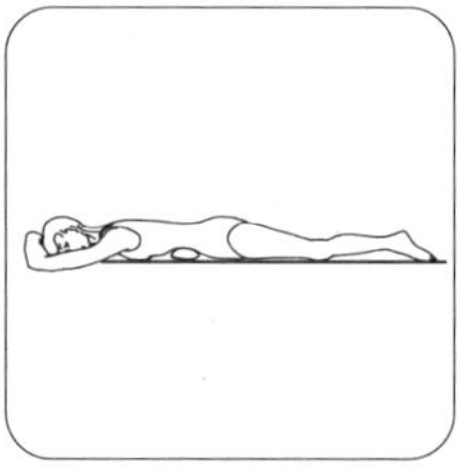

Bei der *Bauchlage* das
Becken mit einer Rolle
oder einem Kissen
unterlegen

In der *Seitenlage* mit
angezogenen Beinen
liegen, wobei der Kopf
mit einem kleinen Kis-
sen gestützt werden sollte

Wirbelsäulengerechtes Bewegungsverhalten im Alltag

Wie man es falsch – aber auch richtig machen kann

Unterschiedliche Belastungen der Wirbelsäule am Beispiel des falschen und richtigen Hebens

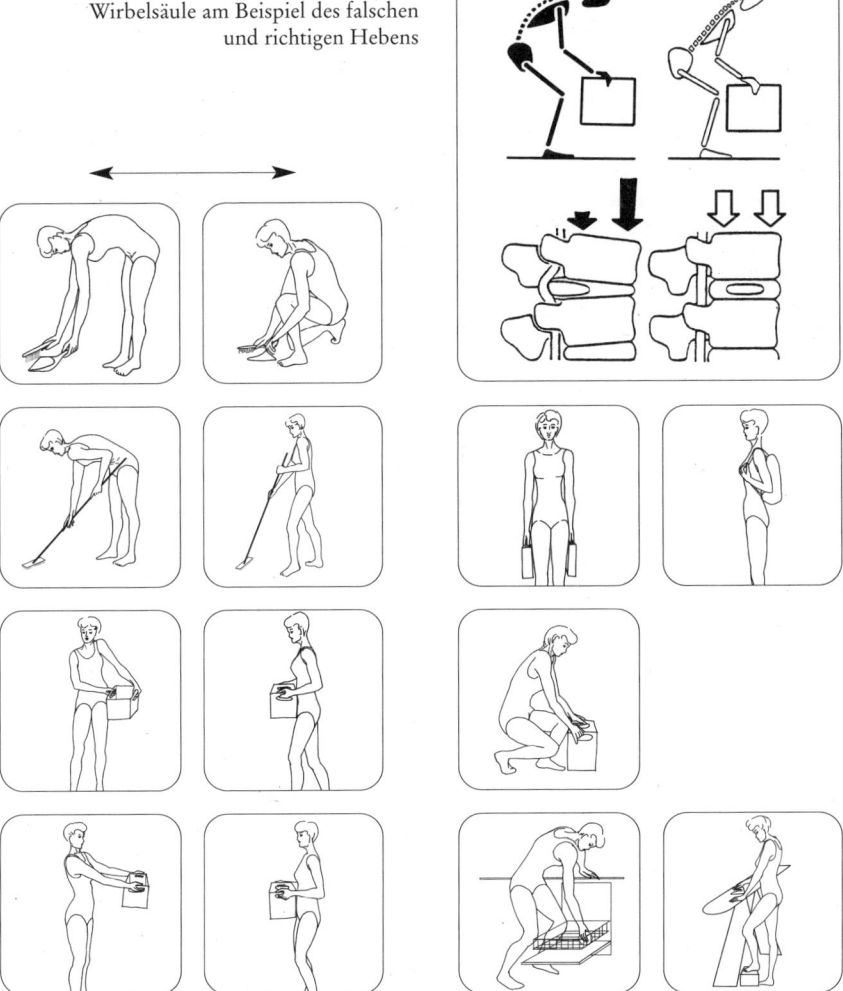

11. Schmerzbewältigung als Bestandteil systematischer Problemlösung

11.1 Schmerz als Bestandteil eines komplexen Problems

Mit diesem Kapitel verlassen wir die Beschäftigung mit vornehmlich *symptomorientierten bzw. störungsspezifischen* Interventionen verhaltenstherapeutischer Schmerzbehandlung und weiten unseren Blick für das Thema Schmerz im Kontext auslösender, modulierender und aufrechterhaltender Bedingungen und damit für den Einfluss möglicher mitbeteiligter oder assoziierter Problembereiche. Die in Kapitel 9 angesprochene Bearbeitung dysfunktionaler *habitueller* Schmerzkognitionen hat diesen Weg schon anbahnen können.

Patienten kann man für diese erweiterte Perspektive gewinnen, indem man nach den ersten Schritten erfolgreicher symptomatischer Schmerzbeeinflussung und Schmerzbewältigung annimmt, dass sie – bildlich gesprochen – *wahrscheinlich nicht nur an einer gut funktionierenden Feuerwehr interessiert sind, die zuverlässig Brände löschen kann, sondern auch wirksam Brandverhütung bzw. -vorbeugung erlernen wollen.*

Dabei sind gewisse Problemzusammenhänge evident und sind leicht erkennbar oder lassen sich recht gut erschließen, wie z. B. durch systematische Selbstbeobachtung, die in Kapitel 6 beschrieben worden ist. Hierüber erkennen Patienten beispielsweise, dass ihre Migränekopfschmerzen bevorzugt am Wochenende und zu Beginn des Urlaubs auftreten, wenn sich Entlastung und Entspannung einstellt, oder dass ihre Rückenschmerzen wieder zunehmen, wenn sie »pausenlos« durchgearbeitet haben.

Schwieriger gestaltet sich dagegen der Zugang zu Problemerkennung und -lösung bzw. -bewältigung, wenn im Laufe der Schmerzchronifizierung verschiedenste Problembereiche zu einem undurchschaubaren Wirrwarr geworden sind, dass man als Betroffener schließlich »den Wald vor lauter Bäumen nicht mehr sieht«, oder wenn man selbst mit eigenen Anteilen darin verwickelt ist, die man allenfalls ahnt, die einem aber nicht bewusst sind. Eine solch komplexe Problemsituation kann zudem noch besonders heikel werden, wenn das Schmerzproblem vielleicht eine *nützliche Funktion* erfüllt, indem es die Auseinandersetzung mit anderen Problemen oder unangenehmen Situationen verhindert. Wir sprechen dann von *funktionalem Krankheitsverhalten* oder *sekundärem Krankheitsgewinn*. Schmerzen sind in unserem Kulturkreis sozial weitgehend akzeptiert. Krankheit erfährt in aller Regel Anteilnahme, chronisch kranken Menschen werden Nachsicht, Rücksichtnahme und Toleranz entgegengebracht. Häufig nehmen die Patienten selbst nicht wahr, dass ihre Schmerzen auch positive Konsequenzen haben, dass sie nicht nur Leid bedeuten, sondern auch mit Vorteilen verbunden sind.

Patienten sind bei der Besprechung solcher Zusammenhänge besonders leicht kränkbar, wenn sie den Eindruck gewinnen, ihnen werde unterstellt, dass sie ihre Schmerzen bewusst zu positiven Zwecken »erzeugen« und dass sie ihre Umwelt damit absichtlich manipulieren. Um solche Missverständnisse zu vermeiden, sollte man als Therapeut Erklärungen anbieten, dass Schmerzen im Laufe ihrer Problementwicklung bei vielen Menschen unbemerkterweise eine *hilfreiche Funktion* annehmen, indem sie vor Aufgaben oder Anforderungen schützen, die man sich selbst nicht anzugehen traut, oder helfen etwas durchzusetzen, wofür einem der Mut oder die Fähigkeiten fehlen. In solchen Fällen wird die Schmerzreaktion zu einem so genannten *operanten Verhalten*, mit dem – zumeist unbewusst – kurzfristig ein angenehmer Zustand herbeigeführt oder ein unangenehmer Zustand vermieden werden kann. In der Terminologie der funktionalen Verhaltensdiagnostik sprechen wir vom Prinzip der positiven bzw. negativen Verstärkung (s. S. 36) oder im Zusammenhang mit Schmerzen von *operanter Schmerzverstärkung*.

Eine kleine Vorstellungsübung kann den Zugang zu operanten Aspekten des Schmerzes erleichtern:

> *»Angenommen, es geschähe über Nacht ein Wunder und Sie würden am nächsten Morgen schmerzfrei aufwachen und hätten ab sofort nie wieder Ihre Schmerzen. Was würde sich dann in Ihrem Leben ändern? Über welche Änderungen würden Sie sich freuen? Gäbe es auch Änderungen, die Sie eher bedauerten oder die Ihnen unangenehm wären?«*

Bei den Antworten auf diese Fragen kristallisieren sich überzufällig häufig zwei Defizitbereiche heraus, durch die es den Betreffenden an zwei grundlegenden Basiskompetenzen für eine gelingende, erfolgsorientierte, gesunde Lebensgestaltung und Alltagsbewältigung fehlt:

➤ **mangelnde Problemlösefähigkeiten**, die zu Schwierigkeiten im Umgang mit alltäglichen Anforderungs- und Belastungssituationen führen, sei es im Leistungs- oder Beziehungsbereich, und chronische Probleme im beruflichen oder privaten Lebensbereich nach sich ziehen;

➤ **mangelnde soziale Kompetenz**, die zu Schwierigkeiten in der Kontakt- und Beziehungsgestaltung mit anderen Menschen und der Bewältigung interpersoneller Problemsituationen führt und Rückzug aus sozialen Kontakten, Vermeidung von Konflikten oder Vernachlässigung eigener Bedürfnisse begünstigt.

11.2 Erlernen von Problemlösekompetenz

Auf den folgenden Seiten wird ein Lernprogramm[1] vorgestellt, das Fähigkeiten vermitteln soll, die im Allgemeinen zur Klärung, Lösung oder Bewältigung vor allem komplexer, vernetzter Problemkonstellationen benötigt werden, wie sie häufig auch bei Patienten mit chronischen Schmerzstörungen vorliegen. Das Kapitel ist so aufgebaut, dass die Inhalte direkt anhand von Arbeitsmaterialien für die Patienten erklärt und mit konkreten Beispielen veranschau-

---

[1] Das Grundkonzept dieses Lernprogramms wurde in der Fachklinik Hochsauerland, Bad Fredeburg, entwickelt.

licht werden. Damit eignet sich der größte Teil unmittelbar für den praktisch-therapeutischen Einsatz.

Im Mittelpunkt des Problemlösetrainings steht das Lernziel, *allgemeine Problemlösestrategien* zu erarbeiten, mit denen man beliebige momentane und künftige Probleme angehen und bewältigen kann.

Um voreiliges Handeln zu verhindern, besteht der erste Schritt in einer möglichst genauen und umfassenden Beschreibung der jeweiligen Problemsituation und einer sorgfältigen Erfassung ihrer einzelnen Komponenten einschließlich deren Vernetztheit *(Problemanalyse)* (s. 1.–4. Arbeitsblatt). Auf diese Weise gelangt man häufig schon zu ersten Ansatzpunkten für eine Veränderung.

Nach einer genauen Bestandsaufnahme stellt sich im nächsten Schritt die Frage, wie der erstrebenswerte *Zielzustand* aussehen soll, wobei es darauf ankommt, zu Annäherungs- anstelle von Vermeidungszielen zu gelangen (s. 5. und 6. Arbeitsblatt). Meistens fällt es leichter anzugeben, was man *nicht* will, was beseitigt werden soll (»*die Schmerzen sollen aufhören*«, »*ich will mich nicht mehr zurückziehen*«, »*ich will nicht mehr so viel grübeln*«), anstatt zu benennen, was künftig beginnen, was entstehen soll. Aber erst durch eine *positive Zielbestimmung* kann der Unterschied zwischen Ist- und Zielzustand deutlich werden. Eine gute Zielanalyse verlangt darüber hinaus auch besondere Aufmerksamkeit, ob eventuell Widersprüche geschaffen werden zu anderen Zielen oder die eigene Zielsetzung von wichtigen Bezugspersonen missbilligt wird oder ein momentan gestecktes Ziel langfristig ungünstige Folgen hat. Und schließlich kann man erst dann von einem Ziel sprechen, wenn es durch eigenständiges, konkretes Handeln erreichbar ist. Die Erarbeitung von Zielen ist insgesamt betrachtet das Kernstück erfolgreicher Problemlösung.

Wenn die Problemsituation erfasst und der Zielzustand bestimmt ist, folgt im nächsten Schritt die *Suche nach Lösungswegen und die Planung von Maßnahmen und Mitteln* (s. 7. Arbeitsblatt). Jeder Vorschlag wird daraufhin durchdacht, zu welchen Konsequenzen er führen könnte. Solche Überlegungen betreffen nicht nur das unmittelbare Ziel, sondern auch längerfristige Folgen und Nebenwirkungen, und zwar sowohl für die eigene Person als auch für wichtige Bezugspersonen.

Wenn schließlich eine Entscheidung für einen Lösungsweg getroffen worden ist, erfolgt die Umsetzung in dazu gehörende *Handlungsschritte* (s. 8. Arbeitsblatt). Begleitend dazu wird immer wieder geprüft, ob die Handlungen auch die vorhergesagten Ergebnisse zustande bringen. Andernfalls müssen frühere Lösungsschritte im Problemlöseprozess noch mal überdacht und eventuell korrigiert werden.

Die **folgenden Arbeitsblätter** werden zur Abwechslung an einem anderen Fallbeispiel veranschaulicht, dem 37-jährigen Patienten Herrn S. mit chronischen Rückenschmerzen im Lendenwirbelsäulenbereich, die seit insgesamt 15 Jahren bestehen und sich zunehmend verschlechtern. Sämtliche ambulanten medizinischen Behandlungsmöglichkeiten (u. a. mit Medikamenten, Injektionen, Physiotherapie) haben keine länger anhaltende Besserung der Beschwerden bewirken können, eine stationäre Maßnahme in einer orthopädischen Klinik war ebenfalls ohne Erfolg. Laut Auskunft der Ärzte handelt es sich um Rückenschmerzen, die sich nicht auf neurologische Ursachen zurückführen lassen, sondern neben geringfügigen Verschleißerscheinungen vor allem durch Muskelverhärtungen bedingt sind, die auch durch psychische Belastungen hervorgerufen werden können. Herr S., der diesen Erklärungen zunächst sehr skeptisch und eher ablehnend gegenüberstand, begab sich aber trotzdem zu einem psychologischen Schmerztherapeuten und machte dort recht bald positive Erfahrungen mit einem Entspannungstraining (Progressive Muskelrelaxation). Aufbauend auf diesen Erfolgserlebnissen entstand dann der Wunsch, mit psychologischer Hilfe das ganze »verkorkste« Schmerzproblem, das inzwischen in alle Lebensbereiche hineinragt und die gesamte Lebensqualität verschlechtert, mal gründlich »unter die Lupe« zu nehmen und sich dabei auch mit »eigenen Anteilen« auseinander setzen zu wollen. Hierzu bekam er das oben skizzierte Problemlösetraining empfohlen, das wir nun Schritt für Schritt anhand der persönlichen Aufzeichnungen des Patienten durchgehen werden.

Übersicht über den Ablauf und die Schritte
des Problemlöseprozesses

① <u>Sammlung</u> aller Probleme

↓

② <u>Auswahl</u> eines Problems, das als <u>Ansatzpunkt</u>
sinnvoll erscheint

↓

③ <u>Analyse</u> dieses ausgewählten Problems

↓

④ Ableitung von <u>Zielen</u>

↓

⑤ <u>Planung</u> von Lösungsschritten

↓

⑥ <u>Umsetzung, Handlung</u>

↓

⑦ Bewertung

- Was ist mein Hauptproblem? Weswegen habe ich therapeutische Hilfe aufgesucht?

  → *chronische Schmerzen im unteren Rückenbereich, die sich durch medizinische Behandlungsmaßnahmen nicht durchgreifend bessern lassen*

- Gibt es weitere Probleme? Welche Auswirkungen hat mein Hauptproblem auf verschiedene Lebensbereiche?

  a) Probleme in Partnerschaft, Familie?

  → *zunehmende Spannungen in der Partnerschaft, ich fühle mich mit meinen Schmerzen nicht mehr so richtig ernst genommen, meine Frau fordert mich immer häufiger auf, mich nicht so hängen zu lassen und mich mehr an der Hausarbeit zu beteiligen; im Übrigen distanziert sie sich sehr von mir, manchmal habe ich den Eindruck, sie schämt sich meinetwegen, weil ich nicht mehr wie ein vollwertiger Mann bin;*

  → *ich kann mit meinem Sohn nicht so rumtollen wie ich möchte, wenn er auf den Arm möchte, kann ich ihn nicht lange tragen, bei Spielen auf dem Boden muss ich oft aufgeben, weil der Rücken so sehr schmerzt.*

  b) Probleme im Beruf?

  → *wegen der Rückenschmerzen musste ich meinen Wunschberuf als Holzfäller aufgeben; früher war ich ein richtiger Malocher und konnte mächtig ranklotzen; danach erfolgte eine Umschulung zum Briefzusteller; trotz der leichten Tätigkeit muss ich ständig aufpassen, dass ich mich nicht falsch bewege und nicht zu schwer trage; am meisten macht mir aber zu schaffen, dass ich wegen meiner Tätigkeit bei der Post von anderen Leuten im Ort belächelt werde, die meinen, dass ich den ganzen Tag nur eine ruhige Kugel schiebe.*

c) Probleme im Bereich <u>Gesundheit, Befinden</u>?

> → *ich bin oft gereizt und schlecht gelaunt, grüble dabei ständig über die Zukunft nach; Schlafstörungen, jede Woche viele Arztbesuche, alles dreht sich im Prinzip um die Schmerzen.*

d) Probleme in der <u>Freizeit</u>?

> → *ich habe mich aus Kontakten mit anderen und gesellschaftlichen Aktivitäten weitgehend zurückgezogen; früher habe ich sehr gerne Fußball im Verein gespielt, das ist heute wegen der Schmerzen nicht mehr möglich.*

- Vielleicht können Sie auch in folgenden Gesichtspunkten Probleme erkennen:

a) Probleme im <u>Umgang mit anderen Personen</u>?

> → *ich habe von jeher Schwierigkeiten, auf andere zuzugehen und Kontakte zu knüpfen; im Umgang mit anderen Leuten, vor allem fremden Menschen, fühle ich mich immer unsicher und gehemmt, ich weiß dann nie, was ich sagen soll; meine Frau ist ganz das Gegenteil, die kann sich gut ausdrücken und hat auf alles eine passende Antwort.*

b) Probleme im <u>Umgang mit sich selbst</u>?

> → *ich bin insgesamt zu träge und passiv, kann mich schlecht aufraffen; wenn etwas nicht sofort klappt, gebe ich schnell auf; außerdem bin ich schnell beleidigt.*

<u>Kommentar zu ersten Hypothesen:</u> Wie sich bereits an dieser ersten Problemsammlung erkennen lässt, bestehen über die chronische Schmerzsymptomatik hinausgehend neben Einschränkungen in der Ausübung der Berufstätigkeit gravierende Probleme im partnerschaftlich-familiären Bereich und außerdem erhebliche Selbstwertprobleme, die auf eine ängstlich-selbstunsichere Persönlichkeitsstruktur schließen lassen. Für alle Problembereiche lässt sich schon jetzt konstatieren, dass sie in einer positiven, d. h. beschwerdeverstärkenden Rückkopplung zur Schmerzsymptomatik stehen. Das negative Selbstkonzept hat maßgeblichen Anteil an der depressiven Krankheitsverarbeitung. Genauere Zusammenhänge werden im Rahmen der Problem- und Verhaltensanalyse abgebildet.

Arbeitsblatt 3: Auswahl eines Problems

- Folgende drei Leitfragen sollen Ihnen helfen, aus der Fülle all Ihrer Probleme einen sinnvollen Ansatzpunkt zu finden:

  Welches Problem beeinträchtigt, belastet mich am stärksten?

  → *Das körperliche Handicap durch die ständigen Rücken-schmerzen, sich nicht mehr als richtiger Mann zu fühlen, stattdessen wie ein Schwächling, der mit anderen nicht mehr mithalten kann.*

- ❷ Gibt es ein Problem, das u. U. am dringendsten angegangen werden sollte?

  → *Die sich zuspitzenden Partnerschaftsprobleme, die häufi-gen Streitereien; ich habe Angst, dass sich meine Frau von mir trennen könnte.*

- ❸ Gibt es ein zentrales Problem, das als Grundlage vieler wei-terer Probleme erkennbar wird?

  → *Mein mangelndes Selbstbewusstsein und Selbstvertrauen.*

- Wofür entscheiden Sie sich? Bei welchem Problem (bitte nur *ein* Problem nennen) wollen Sie ansetzen?

  → Problem Nr. 2 (akute Partnerschaftsprobleme)

Kommentar: Nachdem die verschiedenen Problemthemen gesam-melt worden sind, geht es mit Hilfe der oben genannten drei Leit-fragen um eine erste Auswahl von Änderungsbereichen. Hierfür sind sowohl *sachliche* als auch *motivationsabhängige* Aspekte aus-schlaggebend. Aus motivationspsychologischen Gesichtspunkten ist es grundsätzlich empfehlenswert, den Patienten bestimmen zu lassen, was ihm dringlich und wichtig erscheint. Für was sich der Patient letztlich entscheidet, ist dann von nachgeordneter Bedeu-tung. Dadurch, dass die einzelnen Problemthemen in der Regel miteinander vernetzt sind, ist immer auch ein mittelbarer therapeu-tischer Effekt für die anderen Problemaspekte zu erwarten.

Arbeitsblatt 4: Problem- und Verhaltensanalyse

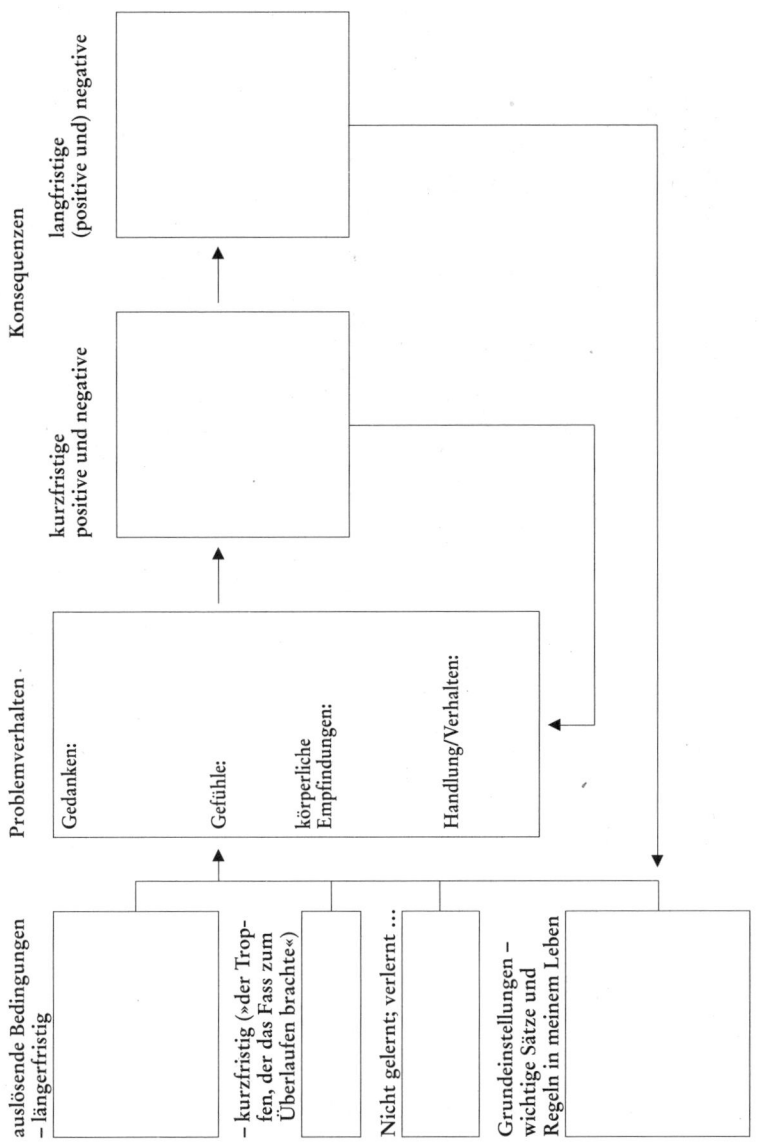

Problem- und Verhaltensanalyse für Herrn S.

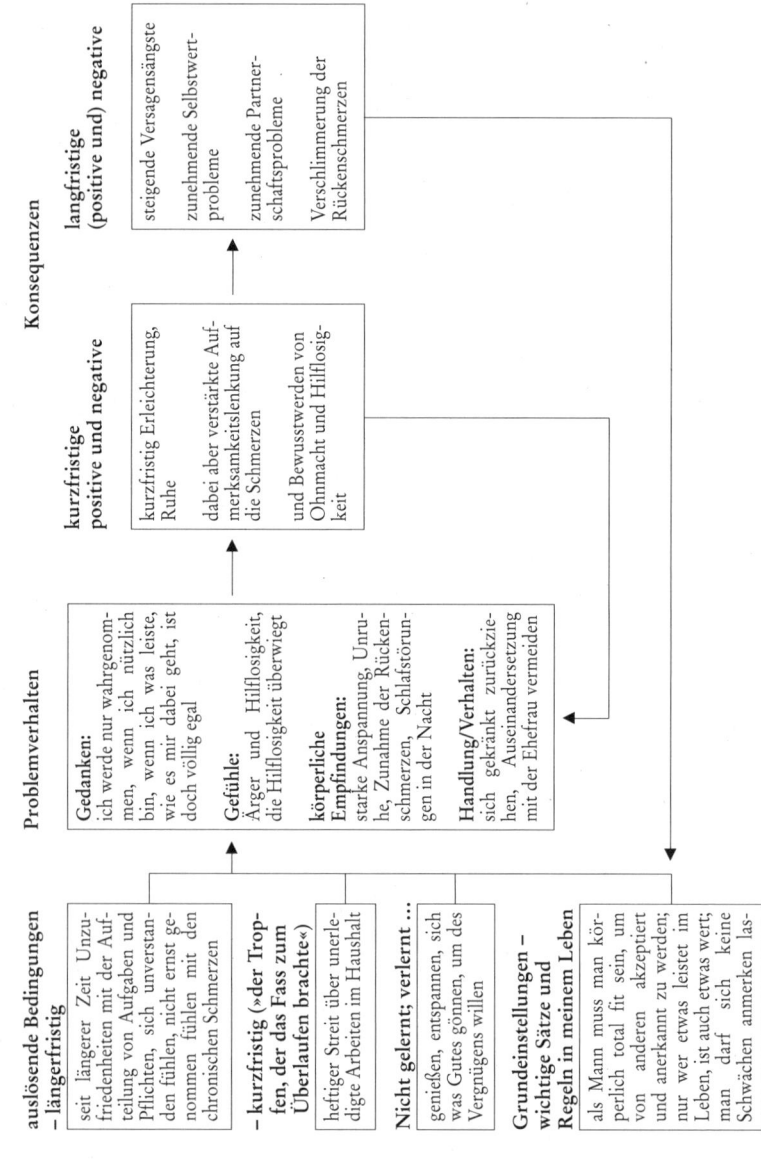

Konsequenzen

Problemverhalten

auslösende Bedingungen – längerfristig

seit längerer Zeit Unzufriedenheiten mit der Aufteilung von Aufgaben und Pflichten, sich unverstanden fühlen, nicht ernst genommen fühlen mit den chronischen Schmerzen

– kurzfristig (»der Tropfen, der das Fass zum Überlaufen brachte«)

heftiger Streit über unerledigte Arbeiten im Haushalt

Nicht gelernt; verlernt ...

genießen, entspannen, sich was Gutes gönnen, um des Vergnügens willen

Grundeinstellungen – wichtige Sätze und Regeln in meinem Leben

als Mann muss man körperlich total fit sein, um von anderen akzeptiert und anerkannt zu werden; nur wer etwas leistet im Leben, ist auch etwas wert; man darf sich keine Schwächen anmerken las-

Gedanken:
ich werde nur wahrgenommen, wenn ich nützlich bin, wenn ich was leiste, wie es mir dabei geht, ist doch völlig egal

Gefühle:
Ärger und Hilflosigkeit, die Hilflosigkeit überwiegt

körperliche Empfindungen:
starke Anspannung, Unruhe, Zunahme der Rückenschmerzen, Schlafstörungen in der Nacht

Handlung/Verhalten:
sich gekränkt zurückziehen, Auseinandersetzung mit der Ehefrau vermeiden

kurzfristige positive und negative

kurzfristig Erleichterung, Ruhe

dabei aber verstärkte Aufmerksamkeitslenkung auf die Schmerzen

und Bewusstwerden von Ohnmacht und Hilflosigkeit

langfristige (positive und) negative

steigende Versagensängste

zunehmende Selbstwertprobleme

zunehmende Partnerschaftsprobleme

Verschlimmerung der Rückenschmerzen

Kommentar zur Problem- und Verhaltensanalyse von Herrn S.:
Die Entwicklung und Aufrechterhaltung der chronischen Schmerzstörung muss neben der vormals ausgeübten objektiv rücken-
schädigenden beruflichen Tätigkeit als Holzfäller auch vor dem
Hintergrund subjektiver Einflussfaktoren gesehen werden, insbesondere habituellen Merkmalen, die einem stark ausgeprägten *körperlichen Leistungsideal* entspringen, das keine Schwächen kennt
bzw. Anzeichen für Beschwerden mit Durchhaltevermögen bekämpft.

Die damit verbundenen positiven Konsequenzen für das Selbstbild
und das Ansehen in der Öffentlichkeit wurden abrupt beendet mit
dem Eintritt der Berufsunfähigkeit als Holzfäller. Dieser Ein-
schnitt hat seitdem zu einem erheblichen *Verstärkerverlust* geführt,
auf den Herr S. mit Insuffizienzgedanken (nichts mehr wert zu
sein) und Versagensängsten reagiert hat, verbunden mit Scham,
seinem eigenen Ideal und dem wichtiger Bezugspersonen (z. B.
der Ehefrau) nicht mehr genügen zu können, gefolgt von Rückzug
und Flucht in die Krankheit, die Beschäftigung mit chronischen
Schmerzen, die zum alles beherrschenden Lebensthema geworden
sind. Die Schmerzen bilden letztlich betrachtet auch eine Legitima-
tion für eine »richtige« Krankheit und schützen das Integritäts-
erleben von Herrn S. Dies ist insbesondere angesichts wachsender
Spannungen in der Partnerschaft von Bedeutung, weil die Ehefrau
zunehmend erkennen lässt, dass sie von ihrem Mann mehr Einsatz
und Verantwortungsübernahme für alltägliche Verpflichtungen erwartet. Damit beginnt eine vormals positiv erlebte Konsequenz
(Rücksichtnahme, Schonung) zunehmend ins Negative abzuglei-
ten.

Durch den Wegfall selbstwertstabilisierender Tätigkeiten im beruflichen Bereich ist im Übrigen auch die soziale Ängstlichkeit und
Unsicherheit wieder zu einem verstärkt auftretenden Problemthe-
ma geworden. Soziale Kontakte in der Öffentlichkeit lösen negative Kompetenz- und Konsequenzerwartungen aus, mit entsprechender Angst, sich blamieren zu können. Mittlerweile steht
auch dieses Problemverhalten unter operanten Bedingungen, d. h.,
Herr S. versucht soziale Kontakte außerhalb des beruflichen Berei-
ches mit Kunden weitestgehend zu vermeiden. Damit ist anderer-

seits aber auch wiederum eine verstärkte Aufmerksamkeitslenkung auf die chronischen Schmerzen verbunden.

Herr S. hat außerdem durch die Erarbeitung seiner Problem- und Verhaltensanalyse erkannt, dass den chronischen Schmerzen eine besondere *Schutzfunktion* zukommt, indem sie ihn vor Überlastung oder Überforderung hüten. Würden die Schmerzen nämlich aufhören, begänne er sofort wieder »im alten Stil loszulegen« und sich mehr zuzumuten, als ihm gut täte. Andererseits könnte er sich dann aber auch nicht mehr »hinter seinen Schmerzen verstecken«, wenn er mit etwas Unangenehmem konfrontiert wäre, was ihm schon vor seiner Schmerzkrankheit zu schaffen gemacht hat (z. B. Verantwortung zu übernehmen, Initiative zu ergreifen, Konflikte einzugehen). Auf diese Weise hat die selbst erarbeitete Konsequenzanalyse Einsichten über operante Zusammenhänge vermittelt (s. S. 148 ff.), die über gezielte therapeutische Interventionen vermutlich mit größerem Widerstand verbunden gewesen wären.

Arbeitsblatt 5: Ableitung von Zielen

Definition »Ziel«:

Es wird etwas angestrebt:

– was in **der eigenen Kontrolle** liegt
– was **realistisch** ist, d. h. tatsächlich auch erreicht werden kann

Merkmale, die Ziele aufweisen sollten:

• Ziele sollten **positiv** formuliert sein.
  Leitfrage: Was will ich erreichen? (anstatt: was will ich nicht mehr tun)

  Bsp.: (falsch): ich will mich nicht mehr zurückziehen
  (richtig): statt mich zurückzuziehen will ich Freunde anrufen etc.

- Ziele sollten in **überprüfbare Lösungsschritte** zerlegt werden.
  Leitfrage: Woran erkenne ich, dass ich das Ziel erreicht habe?

  Bsp.: Selbstsicherheit erkenne ich daran, dass ich in der Gruppe meine Meinung sagen kann.

Anhand der *Problem- und Verhaltensanalyse,* die Sie in Schritt 4 vorgenommen haben, können Sie nun sinnvolle und überprüfbare Ziele ableiten.

1. <u>Markieren</u> Sie in Ihrer Problemanalyse die Punkte, die Sie verändern wollen!
   Leitfrage: Wo sollte ich sinnvollerweise Veränderungen vornehmen? Herr S.:
   - *an den länger andauernden Unzufriedenheiten in der Beziehung zu meiner Frau*
   - *am Umgang mit Konflikten, Kritik, Kontroversen*
   - *an meiner Unsicherheit und meinem mangelnden Selbstvertrauen*
   - *an meinen Schwierigkeiten, mich wohl zu fühlen, ohne was geleistet zu haben*

2. <u>Formulieren</u> Sie die Probleme <u>als Ziele</u> (s. o.)!
   Verwenden Sie dazu bitte das Arbeitsblatt »Ziele«.

3. Legen Sie die <u>Reihenfolge</u> fest, in der Sie Ihre Ziele angehen wollen!
   → Gibt es Probleme, die *dringend* als erstes gelöst werden müssen? Verwenden Sie bitte dazu das Arbeitsblatt »Ziele«.

<u>Meine Probleme (s. Problemanalyse)</u> als **konkrete Teilziele** formuliert:

→ *Ich möchte Konflikten in der Partnerschaft nicht mehr aus dem Wege gehen, sondern die notwendigen Auseinandersetzungen eingehen und wieder zu einem besseren Zusammenleben mit meiner Frau gelangen.*

→ *Ich möchte im Umgang mit anderen Menschen selbstbewusster werden, vor allem in Streitgesprächen anstelle von Hilflosigkeit meinen Standpunkt vertreten können, dabei sachlich bleiben und in der Gesprächsführung sicherer werden.*

→ *Ich möchte lernen, offener zu meinen Schwächen zu stehen, das soll auch für meine Schmerzen gelten (»nicht mehr so tun als ob ...«).*

→ *Ich möchte von der Vergangenheit und den früheren Idealen Abschied nehmen und lernen, mich selbst neu zu entdecken, wieder zu mehr Selbstvertrauen gelangen.*

<u>In welcher **Reihenfolge**</u> will ich vorgehen?

<u>Nummerieren</u> Sie bitte oben aufgeschriebene Ziele (1., 2., 3. usw.)!

Ich möchte in folgender Reihenfolge vorgehen: 2, 1, 3, 4: Ich möchte in der Therapie zunächst lernen, sicherer in Streitgesprächen und Auseinandersetzungen zu werden, um dann anschließend die Beziehungsprobleme mit meiner Frau besser besprechen und klären zu können. Ich möchte insgesamt im Kontakt mit anderen mutiger werden und offener auf andere zugehen. Durch das Schmerzbewältigungstraining habe ich schon erfahren können, dass mehr in mir drin steckt, als ich immer geglaubt habe, und möchte noch mehr von dem entdecken, was ich kann, anstatt zu wissen, was ich nicht kann.

Ihre Aufgabe besteht nun darin, **konkrete Lösungsschritte** für Ihre ausgewählten Teilziele zu suchen.

Leitfrage: Welche Wege gibt es, um zum Ziel zu gelangen?
Bsp.: Teilziel: »Unabhängiger werden vom Partner«
Lösungsschritte: VHS-Kurs besuchen / 1 mal pro Woche abends Freundin/Freund besuchen / Führerschein machen etc.

Merkmale von Lösungsschritten:

• Lösungsschritte sollten so konkret wie möglich sein. (Wann, was, wie, mit wem, welche Situation?)

Vorgehen:

1. Sammeln Sie *alle* Ideen, die Ihnen einfallen. Sortieren Sie nicht gleich bestimmte Lösungsansätze aus (nach dem Motto »das schaffe ich sowieso nicht«).
2. Wählen Sie danach erst die Lösungsschritte aus, die Sie in die Tat umsetzen wollen.
3. Erstellen Sie eine sinnvolle Reihenfolge der einzelnen Schritte und machen Sie sich einen *genauen Zeitplan,* wann Sie welchen Lösungsschritt umsetzen wollen.
Verwenden Sie bitte dazu das Arbeitsblatt Nr. 8.

Kommentar: Patienten, die im Problemlöseprozess an diese Stelle gelangt sind, kann man die folgende Aufgabe auch erläutern am Beispiel einer »**Bergbesteigung**«:
Sie stehen am Fuße eines Berges und möchten den Gipfel erklimmen. Um erfolgreich zum Ziel zu gelangen, ist es ratsam, nicht einfach drauflos zu marschieren, sondern sich vorab einen Plan zu machen, welchen Weg Sie zum Gipfel wählen wollen und was Sie für die Bergbesteigung an Ausrüstung gebrauchen. Muss es unbedingt der direkteste und zudem auch schwierigste Weg über den Steilanstieg sein, oder ist es nicht vorteilhafter, den sicheren, dafür aber etwas längeren Weg zu wählen?

Will ich die ganze Strecke durchmarschieren, oder ist es besser, die Route in einzelne Abschnitte aufzuteilen, zwischendurch mal Pausen einzulegen und dabei immer wieder aufzutanken? Was gebrauche ich für unterwegs? Was will ich in meinen Rucksack packen? Mit welchen Schwierigkeiten muss ich rechnen? Gibt es Passagen, die mich vor besondere Anforderungen stellen? Habe ich dafür das passende Werkzeug dabei? Verfüge ich über die Fähigkeiten, mit schwierigen Stellen zurechtzukommen? Sollte ich hierzu vorher noch mal bei einem Fachmann Rat einholen? Habe ich für den Notfall einen Plan, der mir rechtzeitig Hilfe sichert?

Arbeitsblatt 8: Planung von Lösungsschritten – Übungsblatt

(hier ausgearbeitet für das 1. und 2. Teilziel von Herrn S.)

1. Teilziel:
<u>Sammlung</u> aller möglichen Lösungen:

... *in Diskussionen ruhig bleiben, mich nicht provozieren lassen, wenn ich merke, dass ich gereizt werde oder die Kontrolle verlieren könnte, dann kurz das Gespräch unterbrechen, sich zurückziehen und beruhigen ...*

... *Klarheit über den eigenen Standpunkt bekommen, sich immer wieder fragen, was will <u>ich</u> eigentlich, und sich immer wieder darauf besinnen, sich nicht ablenken lassen ...*

<u>Zeitplan:</u>

Lösungsschritt	Zeitraum
1. *das neue Verhalten in Rollenspielen in der Therapie erproben*	*ab sofort für die nächsten 6 Sitzungen*
2. *an einem Rhetorik-Kurs der VHS teilnehmen*	*der nächste Kurs beginnt in 2 Wochen und umfasst 10 Sitzungen*

2. Teilziel:

<u>Sammlung</u> aller möglichen Lösungen:

... regelmäßig im Kontakt bleiben und darüber sprechen, was stört, was unzufrieden macht, Unzufriedenheiten und Ärger nicht aufschieben ... offener über das Befinden sprechen, sich klarer mitteilen ...

... Haushaltsplan vereinbaren mit klar festgelegten Aufgaben ...

... darauf achten, dass es auch gemeinsame Unternehmungen gibt, die Spaß machen ... im Wechsel ist mal der eine, mal der andere für die Planung zuständig ...

<u>Zeitplan:</u>

Lösungsschritt	Zeitraum
1. mit meiner Frau einen festen Abend in der Woche vereinbaren, der nur uns beiden gehört	*heute Abend*
2. den ersten Abend selbst gestalten – Anfang machen	*in der nächsten Woche*
3. die Schwiegermutter wegen Babysitting fragen	*heute Abend anrufen*

Das Problemlösetraining, das am Beispiel von Herrn S. mit chronischen Rückenschmerzen genauer erläutert worden ist, bildete auch für Frau H., unsere Patientin mit chronischen Kieferschmerzen, eine wichtige therapeutische Maßnahme für die Bearbeitung schmerzassoziierter Problembereiche.

11.3 Fortsetzung des Fallbeispiels (von S. 111) »Der Blick weitet sich ...«

Frau H. nutzte das Problemlösetraining vor allem, um zu einer Klärung und Bewältigung der Erziehungsprobleme mit ihren Töchtern zu gelangen. Sie erkannte, dass sie von jeher große Schwierigkeiten damit hatte, ihren Kindern klare Grenzen zu setzen und darauf zu achten, dass diese auch konsequent eingehalten werden. Aus schlechtem Gewissen und Schuldgefühlen heraus, als alleinerziehende, berufstätige Mutter ihren Kindern nicht zu genügen, hatte sie zu vieles »durchgehen« lassen. Sie fasste daraufhin den Entschluss, ihren Töchtern mit mehr Verbindlichkeit gegenüberzutreten, sich selbst wieder berechenbarer zu machen und darüber mehr Bindungssicherheit aufzubauen.

Um die Beziehung zur ältesten Tochter, die fluchtartig ausgezogen war, wieder aufzunehmen, erkannte Frau H., dass es dazu eines vermittelnden Anstoßes bedurfte. Die Tochter konnte hierzu gewonnen werden, indem auf »neutralem« Boden einer schulpsychologischen Beratungsstelle am Ort ein Gesprächstermin vereinbart wurde. Die Gespräche wurden in die Hand eines dort tätigen psychologischen Kollegen gelegt, der von der Tochter als Vermittler besser akzeptiert werden konnte als die Psychotherapeutin der Mutter. Die Interventionen brachten relativ rasch den gewünschten Erfolg. Frau H. konnte mit ihren Töchtern vereinbaren, dass sie regelmäßig einmal in der Woche einen Familienrat abhalten, bei dem alles auf den Tisch kommt, was geklärt werden muss. Ein anderer wichtiger Punkt bestand darin, dass jeder seinen Freiraum zugestanden bekommt, aber auch Pflichten für die Gemeinschaft zu übernehmen hat. Damit machte sich im Zusammenleben mehr Respekt und gegenseitige Achtung geltend.

Für diese Veränderungsschritte konnte Frau H. auch die folgenden Anleitungen für sozial kompetentes Verhalten in interaktionellen Problemsituationen nutzen, insbesondere zu lernen, berechtigte Forderungen zu stellen, Interessen zu vertreten und zu konstruktiver Streitkommunikation zu gelangen.

11.4 Förderung sozialer Kompetenz – einige ausgewählte Aspekte

Soziale Kompetenz meint die Fähigkeit zu gelingender Kontakt- und Beziehungsgestaltung einschließlich des erfolgreichen Umgangs mit interaktionellen Problem- und Konfliktsituationen. Menschen, die über soziale Kompetenz verfügen, fallen auf durch Kontaktfreude und Gesprächsbereitschaft, Überzeugungskraft und sicheres Auftreten. Sie können eigene Standpunkte vertreten und gegenüber anderen abgrenzen, können angemessen mit Kritik umgehen und sind zu konstruktiven Auseinandersetzungen fähig.

In der therapeutischen Arbeit mit chronischen Schmerzpatienten begegnen uns häufig Menschen, die – ähnlich unserem Beispielfall unter Punkt 11.2 – eine ängstlich-selbstunsichere Persönlichkeitsstruktur aufweisen, die Probleme damit haben, sich eigene Ansprüche zu erlauben, sich zu trauen, diese zu äußern, und die Fähigkeit zu besitzen, diese auch durchzusetzen und sich damit von anderen abzugrenzen.

Soziale Kompetenzdefizite zählen zu den Problembereichen, die sich ungünstig auf den Umgang mit einem Schmerzproblem auswirken und zu einer aufrechterhaltenden Bedingung für die Schmerzstörung werden können. Sie können auch eine beeinflussende Rolle bei der Entstehung eines Schmerzproblems spielen.

Im Folgenden sollen einige häufiger vorkommende interpersonelle Anforderungssituationen aufgegriffen werden. In Form von Arbeitsblättern[1] bekommen Patienten grundlegende Verhaltensregeln erklärt, die sie anschließend umzusetzen lernen. Dabei kommen verhaltenstherapeutische Methoden wie Modelllernen und Rollenspieltechniken zum Einsatz (ausführlichere Hinweise siehe Fliegel et al., 1993). Solche Übungen sind sowohl im Einzel- als auch Gruppensetting realisierbar.

---

[1] Die Arbeitsblätter entstammen einem umfassenderen Trainingsprogramm zum Erlernen sozialer Kompetenz, entwickelt an der Fachklinik Hochsauerland, Bad Fredeburg

Arbeitsblatt: Berechtigte Forderungen stellen – berechtigte Interessen vertreten

Ihr Hauptziel dabei ist: Ich sage, was mich stört, und gleichzeitig sage ich das, was ich mir wünsche.
Sie sollen sich also beschweren und gleichzeitig die berechtigte Forderung als Wunsch formulieren. Beispiel: Sie haben sich im Restaurant ein Fleischgericht bestellt, das Ihnen zäh serviert wird. Zu der Bedienung könnten Sie Folgendes sagen: »Sie haben mir ein zähes Stück Fleisch gebracht. Ich wünsche, dass Sie mir ein einwandfreies Gericht servieren oder die Bestellung zurücknehmen.«
Wenn Sie berechtigte Forderungen stellen, ist auf Folgendes zu achten:

- Die Forderung oder der Wunsch sollte ganz konkret und unmissverständlich sein.
- Lassen Sie sich nicht durch irgendwelche plumpen Gegenargumente aus der Fassung bringen und in eine Diskussion verwickeln. Gehen Sie inhaltlich nicht darauf ein.
- Beharren Sie immer wieder (wenn nötig auch stereotyp) auf Ihrer Forderung und Ihrem Wunsch.
- Gehen Sie in hartnäckigen Fällen auch auf den möglicherweise unverschämten Ton ein (z. B.: »Sie sind wirklich sehr unfreundlich zu mir, ich möchte sofort den Geschäftsführer sprechen«).
- Wenn Sie zu keiner Einigung kommen, d. h. wenn Sie Ihre Forderung nicht durchsetzen können, brechen Sie das Gespräch ab und setzen Sie einen neuen Termin an. Drohen Sie eventuell mit realen Konsequenzen.

Im familiären Bereich sollen Sie nicht nur sagen, was Sie stört (Kritik üben), sagen Sie auch immer das, was Sie sich wünschen. Der Wunsch soll ganz konkret sein. Kommen Sie in der darauf folgenden Diskussion (z. B. mit den Kindern oder mit dem Ehepartner) immer wieder ganz konkret auf die eigenen Wünsche zurück. Achten Sie darauf, dass die Diskussion nicht in eine andere Richtung geht. Versuchen Sie, bei total verschiedenen Interessen und Wünschen zumindest einen Kompromiss herbeizuführen.

Arbeitsblatt: Forderungen von anderen ablehnen können – Nein sagen können

Hinter der Unfähigkeit, Forderungen von anderen ablehnen zu können, Nein sagen zu können, steht meistens die Angst, von anderen aufgrund der Ablehnung nicht mehr akzeptiert, angenommen oder wertgeschätzt zu werden. Diese Angst ist zumeist unbegründet. Höhere Wertschätzung erfährt in der Regel derjenige, der auch mal eine Bitte oder Forderung von anderen ablehnt, wenn er dafür seine persönlichen Gründe hat. Den Jasagern wird in der Regel mehr zugemutet. Man erwartet von ihnen, dass sie Aufgaben oder Forderungen erfüllen, die andere von vornherein ablehnen. Auf längere Sicht machen sich somit Jasager zu »Hampelmännern«.

Um Ihr Bild in den Köpfen anderer Menschen in positiver Richtung zu verändern, ist es notwendig, Ihr Verhalten zu verändern. Dies braucht Zeit, es ist deshalb nicht genug, nur ein- oder zweimal nein zu sagen. Was ist beim Nein-sagen-Lernen zu beachten?

- Schlagen Sie die Bitte oder Forderung des anderen höflich, aber bestimmt ab.
- Wenn Sie sicher sind, dass Sie die Bitte oder Forderung ablehnen wollen, warten Sie mit Ihrer Äußerung nicht zu lange.
- Versuchen Sie keine langen und ausschweifenden Erklärungen für Ihre Ablehnung als Rechtfertigung vorzubringen, sondern begründen Sie Ihre Ablehnung nur kurz.
- Erfinden Sie keine Entschuldigung für Ihr Verhalten, sondern sagen Sie z. B. offen, »ich habe keine Lust oder keine Zeit, dies oder jenes für Sie zu tun«.
- Lassen Sie sich auf keine Diskussion ein, bleiben Sie bei Ihrer Ablehnung, in extremen Fällen können Sie diese stereotyp wiederholen, ohne auf Gegenargumente einzugehen.
- Wenn Ihr Gegenüber Ihre Ablehnung nicht akzeptieren will und weiter bei seiner Forderung oder Bitte bleibt, Ihnen vielleicht sogar noch ein schlechtes Gewissen einreden will, so beenden Sie von sich aus das Gespräch, indem Sie beispielsweise aufstehen und den Raum verlassen.

Arbeitsblatt: Mit Kritik umgehen lernen

Wie reagiere ich, wenn ich von anderen Menschen kritisiert werde?

Unangebrachte, aber häufig zu beobachtende Reaktionen sind:

- Mich »haut's um«, d. h., ich werde <u>passiv</u> und <u>sprachlos</u>. Erst hinterher fallen mir die geeigneten Argumente ein.
- Ich »koche über«, d. h., ich werde <u>aggressiv</u> und kritisiere. Die Kritik erfolgt wegen der Übererregung oft in falscher Form, ist unangebracht und überzogen.
- Ich reagiere beleidigt und ziehe mich zurück.

Ein angemessenes und selbstsicheres Verhalten im Umgang mit Kritik ist:

- Ich bleibe <u>ruhig</u> und <u>gelassen</u> und gebe dem anderen das Gefühl, als ob ich über seine Anregung nachdenken werde. Dadurch wird dem anderen »der Wind aus den Segeln genommen« und es entsteht eine konstruktive Gesprächsatmosphäre. Anschließend reagiere ich in angemessener Form auf die Kritik.

Kritik kann geäußert werden:

- in der Form unangemessen (aggressiv oder unverschämt) oder in der Form korrekt
- unberechtigt oder berechtigt

Daraus ergeben sich vier Typen kritischer Situationen:

1. Die Kritik ist in der Form korrekt und berechtigt.

2. Die Kritik ist in der Form korrekt, aber unberechtigt.

3. Die Kritik ist in der Form unangemessen, aber berechtigt.

4. Die Kritik ist in der Form unangemessen und unberechtigt.

Wie sollte ich auf Kritik reagieren?

1. Ich höre mir die Kritik an (aktives Zuhören).

2. Ich überprüfe, ob die Kritik in der Form angemessen und berechtigt war.
   Ist die Kritik *unangemessen*, gehe ich zunächst darauf ein (»Ich möchte nicht, dass Sie in diesem Ton mit mir reden«).

3. Ist die Kritik berechtigt, stimme ich der Kritik zu, ggf. bedanke ich mich für die Anregung oder Rückmeldung (»Da haben Sie vollkommen Recht, ich werde das beim nächsten Mal berücksichtigen«).

4. Bei nur teilweise berechtigter Kritik kann ich bedingt der Kritik zustimmen – auf jeden Fall muss ich dann auch meine Position klar darlegen (»Das mag aus Ihrer Sicht so aussehen...« oder »Da mögen Sie zum Teil Recht haben, aus Ihrer Sicht gesehen...«).

5. Unberechtigte Kritik ist deutlich abzuweisen. Eine Richtigstellung des Sachverhaltes ist vorzunehmen (»Wie Sie den Sachverhalt schildern, entspricht nicht den Tatsachen, Folgendes hat sich zugetragen...«).

Wichtig!

Ich achte in jedem Falle darauf, mich *nicht* in eine Verteidigungsposition hineindrängen zu lassen.

Arbeitsblatt: Wie man gut streitet

Im Folgenden sind einige Hinweise und Tipps für konstruktives (fruchtbares) Streiten zusammengestellt. Solche Streitgespräche finden in der Regel zwischen Personen statt, die sich gegenseitig wichtig sind und die trotz unterschiedlicher Meinungen oder Interessen zu einer gemeinsamen Lösung kommen wollen. Außerdem ist ein konstruktiver Umgang miteinander wichtig, wenn bedeutsame Pläne oder Vorhaben daran scheitern, dass die Beteiligten miteinander »verkracht« sind.

Vor Beginn des Streitgespräches sollten Sie sicher sein, dass Ihr Erregungsniveau in einem mittleren Bereich liegt (s. Kapitel 7 Entspannungsmethoden). Nur dann können Sie sich konzentrieren, ihren Standpunkt angemessen vertreten, zuhören und nach Kompromissen suchen. Entspannungsverfahren wie z. B. die Progressive Muskelentspannung helfen Ihnen dabei, Ihre Aufregung oder den Ärger so weit abzubauen, dass Sie tatsächlich als Meister der Situation auftreten können.

Und nun einige Tipps und Hinweise, die verhindern sollen, dass ein Streit in einen Teufelskreis von Anschuldigungen oder Provokationen gerät und so der Graben zwischen den Streitenden noch größer wird.

1. *Ich-Gebrauch:* Sie sollten darauf achten, dass Sie von Ihren eigenen Gedanken und Gefühlen sprechen. Kennzeichen dafür ist der Ich-Gebrauch. Hingegen sind Äußerungen mit Du-Bezug meist Vorwürfe, Anklagen und Angriffe, die beim anderen wiederum als Auslöser für Gegenangriffe wirken.

2. *Konkrete Situationen ansprechen:* Sie sollten im Streit konkrete Situationen, Anlässe oder Unzufriedenheiten ansprechen. Auf diese Weise werden Verallgemeinerungen oder Pauschalurteile vermieden. Verallgemeinerungen wie »immer«, »ständig«, »nie« rufen meist sofortigen Widerspruch hervor und lenken vom eigentlichen Thema – der konkreten Situation – völlig ab.

3. *Konkretes Verhalten ansprechen:* Sie sollten beim Streit das konkrete Verhalten des anderen in bestimmten Situationen ansprechen oder kritisieren. Auf diese Weise vermeiden Sie, dass dem anderen negative Eigenschaften unterstellt werden. Die Unterstellung von negativen Eigenschaften wirkt stets als ein Angriff auf den Selbstwert des anderen. Vermeiden Sie daher Äußerungen wie »typisch«, »unfähig«, »zu beschränkt« etc.

4. *Beim Thema bleiben:* Sie sollten sich auf einen konkreten Anlass beschränken. Bei Rückgriffen auf die Vergangenheit oder Wechseln auf andere »beliebte« Themen kann es leicht geschehen, dass man vom eigentlichen Thema abweicht.

5. *Die eigene Betroffenheit deutlich machen:* Anklagen und Vorwürfe lassen sich vermeiden, wenn Sie mitteilen, warum Sie in einer bestimmten Situation bzw. durch ein bestimmtes Verhalten verärgert oder verletzt wurden. Dadurch kann auch ein anderer Fehler, das so genannte Gedankenlesen, vermieden werden. Hierunter versteht man das Vorwegnehmen der Gedanken und Äußerungen des anderen wie z. B. »Ich würde ja ..., aber du willst mich ja nur kränken.«

6. *Nachfragen bei Missverständnissen:* Wenn Sie glauben, Ihren Streitpartner missverstanden zu haben, fragen Sie nach oder geben Sie in Ihren eigenen Worten wieder, was Sie verstanden haben. So können Missverständnisse schnell beseitigt werden und geben nicht sofort neuen »Brennstoff« für den Streit.

12. Medikamentenmissbrauch und -abhängigkeit bei chronischen Schmerzstörungen

12.1 Zur Relevanz dieses Themas

Missbräuchlicher oder abhängiger Umgang mit Medikamenten ist ein häufig anzutreffendes Problem bei Patienten mit chronischen Schmerzstörungen.

Im Unterschied zu Alkohol und Drogen kommt als Besonderheit hinzu, dass vielen Schmerzpatienten ihr problematischer Umgang mit Medikamenten nicht bewusst ist, weil sie die betreffenden Arzneimittel vom Arzt verordnet und verschrieben bekommen oder weil sie rezeptfrei erhältlich sind.

Etwa 70% aller Schmerzmittel (Analgetika) werden in Deutschland *rezeptfrei* verkauft. Sie stehen seit vielen Jahren mit großem Abstand auf Platz eins im freien Medikamentenverkauf. Die Anwendung von Schmerzmitteln ist damit vor allem eine Therapie innerhalb der *Selbstmedikation*. Damit sind Risiken verbunden, die in Unkenntnis zu missbräuchlicher Anwendung führen können.

Medikamentenmissbrauch und -abhängigkeit bei Schmerzpatienten ist aber nicht allein auf Analgetika begrenzt, sondern bezieht sich auch auf andere Stoffgruppen wie z. B. die Benzodiazepine, die in zahlreichen Beruhigungs- und Schlafmitteln enthalten sind und mit ihrem hohen Missbrauchspotenzial leicht vernachlässigt werden.

12.2 Diagnostische Grundlagen

Die klare Trennung zwischen normalem Gebrauch von Medikamenten, missbräuchlicher Verwendung und Abhängigkeit ist in der praktischen Arbeit mit Schmerzpatienten, die häufig auf eine lange Krankengeschichte und eine Vielzahl von Therapieversuchen mit unterschiedlichsten Medikamenten zurückblicken, ein eher schwieriges Unterfangen, bei dem Grenzziehungen oftmals fließend sind. Die nachfolgenden Erläuterungen sollen helfen, die wesentlichen Kriterien für Medikamentenmissbrauch und -abhängigkeit zu verstehen:

Abhängigkeit ist primär gekennzeichnet durch *verminderte Kontrollfähigkeit* im Umgang mit einer psychotropen Substanz[1], die sich in einem unwiderstehlich erlebten Drang, einem inneren Zwang zur Substanzeinnahme (sog. »craving«) äußert, die auch trotz einschneidender Folgeprobleme fortgesetzt wird. Dies sind die entscheidenden Merkmale der *psychischen Abhängigkeit*, die treibende Kraft und der aufrechterhaltende Faktor der Abhängigkeit. *Physische Abhängigkeit* äußert sich durch Entzugssymptome und macht damit auf die Gewöhnung des Körpers an die betreffende Substanz aufmerksam. Körperliche Abhängigkeit ist jedoch im Unterschied zur psychischen Abhängigkeit für die Diagnose nicht zwingend.

Die 10. Version der Internationalen Klassifikation psychischer Störungen (ICD-10) benennt *6 Kriterien als diagnostische Leitlinien*, von denen 3 oder mehr während des letzten Jahres gleichzeitig vorhanden gewesen sein müssen, um von einer sicheren Diagnose »Abhängigkeit« sprechen zu können (Dilling et al., 1993):

➤ verminderte Kontrollfähigkeit bezüglich des Beginns, der Beendigung und der Menge des Konsums;

➤ starker Wunsch oder Zwang, psychotrope Substanzen zu konsumieren;

➤ körperliche Entzugssymptome bei Beendigung oder Reduktion des Konsums;
Aufnahme der gleichen oder einer verwandten Substanz, um Entzugssymptome zu mildern oder zu vermeiden;

---

[1] Psychotrope Substanzen sind Stoffe, die bewusstseinsverändernd wirken und über zentralnervöse Effekte Erleben und Verhalten eines Menschen beeinflussen.

➤ Nachweis einer Toleranz (Anpassung und Gewöhnung des Körpers an die ständige Anwesenheit einer Substanz. Um gleichbleibende Effekte zu erzielen, muss die Dosis fortlaufend gesteigert werden);
➤ anhaltender Substanzkonsum trotz Nachweises eindeutig schädlicher Folgen;
➤ fortschreitende Vernachlässigung anderer Bedürfnisse und Interessen zugunsten des Substanzmissbrauchs; erhöhter Zeitaufwand für Beschaffung, Konsum und Erholung von den Folgen.

Im Unterschied zu Alkohol- und Drogenabhängigkeit besteht ein besonderer Problemfall bei Medikamentenabhängigkeit darin, dass die eingenommenen Arzneimittel mit Suchtpotenzial auch ärztlich verordnet sein können. In diesen Fällen spricht man von *iatrogener* (d. h. verschreibungsbedingter) Medikamentenabhängigkeit. Sie werden immer noch zu leichtfertig bagatellisiert, obwohl sie den überwiegenden Anteil an den Medikamentenabhängigkeiten ausmachen.

Unter den iatrogenen Abhängigkeiten steht die sog. *Niedrigdosisabhängigkeit (low-dose-dependence)* an erster Stelle, definiert als Abhängigkeit von Arzneimitteln bei relativ geringer, im therapeutischen Bereich liegender Dosierung und *ohne* Toleranzentwicklung / Dosissteigerung. Den betroffenen Patienten ist ihre Abhängigkeit häufig nicht bewusst. Die auftretenden Entzugssymptome werden fälschlicherweise als Weiterbestehen der ursprünglichen Beschwerden interpretiert und der weitere Verordnungswunsch damit begründet.

Medikamentenmissbrauch gilt im Allgemeinen als Vorstufe oder Initialstadium für eine Abhängigkeitsentwicklung und wird in der ICD-10 definiert als schädlicher Gebrauch, der bereits psychische und physische Folgeerscheinungen nach sich zieht, ohne bereits die Kriterien für eine (insbesondere psychische) Abhängigkeit zu erfüllen. Die Deutsche Hauptstelle gegen die Suchtgefahren (DHS) spricht im Unterschied zu der genannten ICD-Definition in besonders kritischer Weise bereits von Medikamentenmissbrauch, wenn »psychotrope Medikamente nach Bedarf zur Optimierung gestörten Allgemeinbefindens (verordnet und) eingenommen werden« (DHS 1991, S. 34). Wesentliche Hinweise auf Missbrauch liegen laut DHS dann vor, wenn ein Medikament – qualitativ oder quantitativ – nicht seiner eigentlichen Indikation entsprechend benutzt wird.

12.3 Entstehungsbedingungen für Medikamenten-missbrauch und -abhängigkeit

Für die Entwicklung missbräuchlichen und abhängigen Umgangs mit Medikamenten wird ein komplexes multidimensionales Bedingungsgefüge diskutiert (Kielholz u. Ladewig, 1972), das sich im Wesentlichen aus drei Faktoren zusammensetzt, die in Wechselbeziehung zueinander stehen:

➤ das **Medikament** mit seinen pharmakologischen Besonderheiten und Wirkungen auf biologische und psychische Regulationsprozesse (sog. »Missbrauchspotenzial«);
➤ das **Individuum** mit seinen sowohl strukturellen als auch spezifischen Merkmalen in einer besonderen Lebenssituation (sog. »innere Griffnähe«);
➤ die **Umwelt** mit ihrem Angebot zur Veränderung der physischen und psychischen Befindlichkeit (sog. »äußere Griffnähe«).

12.3.1 Pharmakologische und pharmakopsychologische Bedingungen

Unter pharmakologischen Gesichtspunkten gelten vor allen Dingen solche Substanzen als abhängigkeitsgefährdend, von denen *psychotrope bzw. psychoaktive Wirkungen* ausgehen können, die somit in der Lage sind, über zentralnervöse Effekte Erleben und Verhalten zu beeinflussen.

Vor dem Hintergrund der geläufigen medikamentösen Therapie chronischer Schmerzpatienten sind in diesem Zusammenhang insbesondere folgende *Substanzgruppen* zu erwähnen:

> ➤ generell oder spezifisch zentral *dämpfende* Substanzen:
> → analgetisch wirksame Substanzen vom Opiattyp, sog. Opioide
>   (z. B. Codein, Tramadol, Tilidin, Morphin, Buprenorphin, Levomethadon),
> → Barbiturate und verwandte zentral sedierende Substanzen,
> → Benzodiazepine und verwandte Tranquilizer.
>
> ➤ zentral *erregende* Substanzen: Hier ist insbesondere im Zusammenhang mit Schmerzmitteln das Coffein hervorzuheben, das für seine zentralnervöse Stimulierung und die dadurch stattfindende Beeinflussung von Wachheit, Stimmung und psychomotorischer Aktivierung bekannt ist.

• *Opioide*

Opioide sind für ihr Missbrauchspotenzial bekannt. Es handelt sich dabei um morphinähnlich wirkende Substanzen, die im Unterschied zu den Opiaten (aus Opium gewonnen) synthetisch hergestellt werden. In der medikamentösen Schmerztherapie werden in der Regel retardierte[1] *Opioidpräparate* nach einem *kontinuierlichen* Plan eingesetzt, worunter die Plasmaspiegel so langsam ansteigen, dass es im Allgemeinen zu keiner psychotropen Wirkung kommt. Es gibt klinische Hinweise darauf, dass psychische Abhängigkeit oder das suchttypische Verlangen nach Drogen bei Patienten, die Opioide zur Schmerzbekämpfung unter kontrollierten therapeutischen Bedingungen nehmen, seltener auftritt im Vergleich zu einem missbräuchlichen Einsatz, der auf die euphorisierende Wirkung der Substanzen abzielt. Damit spielen auch die Motive, die mit der Opioideinnahme verbunden sind, eine wesentliche Rolle für die Entstehung von Missbrauch oder Abhängigkeit. Insgesamt betrachtet lässt sich durch Beachtung adäquater Dosierung sowie Überwachung und Einhaltung der Regeln für eine Opioidtherapie, die im Falle einer Langzeittherapie immer auch mit einer psychologischen Schmerztherapie kombiniert sein sollte, Missbrauch und Abhängigkeit vermeiden. Opioide Analgetika haben unter Beachtung solcher Hinweise heutzutage einen unverzichtbaren Stellenwert in der modernen Therapie schwerer Schmerzzustände.

---

[1] Retardierte Präparate setzen die Substanz verzögert und gleichmäßig frei.

Codein, das ebenfalls zur Substanzklasse der Opioide zählt, findet sich in der medikamentösen Schmerztherapie als Kombinationspartner in Analgetika und Migränemitteln, zumeist allerdings in (Unter-)Dosierungen, die keinen zusätzlichen schmerzlindernden Beitrag leisten können, stattdessen aber psychotrope Wirkungen hervorrufen und damit die Gefahr des Missbrauchs begünstigen können.

• *Barbiturate*

Barbiturate verfügen ebenfalls über ein erhebliches Missbrauchspotenzial. Ihr Einsatz in der medikamentösen Schmerztherapie gilt als absolut kontraindiziert.

• *Benzodiazepine*

Benzodiazepine sind eine Gruppe von Arzneimittelwirkstoffen, die als Entspannungs- und Beruhigungsmittel oder als Schlafmittel verabreicht werden. Eine Verordnung solcher Medikamente in der Schmerztherapie wird häufig dann getroffen, wenn sich diagnostische Hinweise auf schmerzbedingte Beeinträchtigungen der psychophysischen Befindlichkeit oder Komorbiditäten mit psychischen Störungen (z. B. Angststörungen oder depressive Störungen) ergeben. Je nach bevorzugter Komponente des Wirkprofils von Benzodiazepinen sollen sie in der Schmerztherapie der Beruhigung, Angstlösung und/oder Muskelentspannung dienen. Das hohe Missbrauchs- und Abhängigkeitspotenzial von Benzodiazepinen ist hinlänglich bekannt. Von insgesamt ca. 1,5 Mio. Medikamentenabhängigen in Deutschland entfallen ca. 1,1 Mio. auf eine Abhängigkeit von Benzodiazepinen (Glaeske, 2001). Hiervon ist wiederum der weitaus größte Teil von sog. *Niedrigdosisabhängigkeit (low-dose-dependence)* betroffen, die sich in aller Regel auf die zu lang dauernde Verordnung von Benzodiazepinen zurückführen lässt *(iatrogene Abhängigkeit)*. Eine *Dauermedikation* mit Benzodiazepinen gilt heutzutage als *absolut kontraindiziert*. Es ist in jedem Falle anzuraten, ein in der Schmerztherapie verwendetes Medikament auf seine Inhaltsstoffe zu prüfen. Beispiele: Musaril®, ein Muskelrelaxans, ist ein reines Benzodiazepin (Tetrazepam); Limbatril®, das in der »Roten Liste« unter der Kategorie der Anti-

depressiva geführt wird, enthält eine Kombination aus Amitripty-
lin und einem Benzodiazepinderivat.

• *Andere Psychopharmaka*
Neuroleptika und *Antidepressiva* finden in der Behandlung chronischer Schmerzstörungen häufig Anwendung. Für *trizyklische
Antidepressiva* ist nachgewiesen, dass sie bei bestimmten Schmerzzuständen analgetisch wirken. Neuroleptika werden vor allem zur
Beruhigung eingesetzt. Fälle von Missbrauch oder Abhängigkeit
sind aber kaum bekannt und zählen zu den Ausnahmen.

• *Mischanalgetika*
Abschließend sei noch auf das Risiko von *Schmerzmittelkombina-
tionspräparaten* (Medikamente, die aus mehreren Wirkstoffen bestehen) hingewiesen, insbesondere wenn sie einen *Coffeinzusatz*
enthalten, der wegen der zentralnervös belebenden Wirkung Missbrauch begünstigt. In der Statistik der *meistverkauften* Arzneimittel des Jahres 2000 (Glaeske, 2001) finden sich unter den Spitzen-
reitern nach wie vor Schmerzmittel mit Coffeinanteil wie z.B.
Thomapyrin®, die zu den am häufigsten missbrauchten nicht-
rezeptpflichtigen Schmerzmitteln gehören.
Ein besonderes Nebenwirkungsproblem von regelmäßig, über
einen längeren Zeitraum eingenommenen Analgetika und Migränemitteln besteht in der Gefahr des *medikamenteninduzierten
Dauerkopfschmerzes*. Experten sehen den kritischen Wert bei den
meisten Medikamenten (auch bei Monopräparaten wie ASS oder
Paracetamol) überschritten, wenn – abhängig von Konzentration
und Art des Wirkstoffs – mehr als 10 Tabletten oder Zäpfchen pro
Monat genommen werden!

12.3.2 Individuelle Bedingungen

Fehlende Belege für die ursprüngliche Annahme einer typischen
»Suchtpersönlichkeit« haben zu einer differenzierten Untersuchung individueller, vor allem psychischer Bedingungen geführt,
die die Entwicklung missbräuchlichen bzw. abhängigen Umgangs
mit Medikamenten begünstigen können.

Im Folgenden sollen einige dieser Faktoren im Hinblick auf chronische Schmerzstörungen genannt und kommentiert werden (vgl. auch Haag, 1985):

- *Ursachenzuschreibung und Veränderungserwartung*
  (Kausal- und Kontrollattributionen):
Analysen subjektiver Krankheitstheorien von chronischen Schmerzpatienten können aufzeigen, dass ein großer Anteil eine überwiegend organmedizinische Kausalattribution der Schmerzen vornimmt. Entsprechend einer solchen Ursachenzuschreibung sind internale Kontrollüberzeugungen eher gering ausgeprägt. Die Therapieerwartung des Patienten ist vielmehr auf medizinische Interventionen gerichtet, die zumindest eine Linderung, besser noch eine Ausschaltung der Schmerzursachen herbeiführen sollen (s. Kap. 5.1). Im Falle einer Schmerzstörung, die unter dem Einfluss psychischer und psychosozialer Faktoren steht, verhindert eine ausschließlich medikamentenorientierte Therapie die adäquate Auseinandersetzung mit einer multidimensionalen Bedingungsanalyse und begünstigt stattdessen eine Medikamentenmissbrauchsentwicklung und Chronifizierung der Schmerzstörung.

- *Konsumverhalten:*
Eng verbunden mit einer passiven Veränderungskontrollerwartung (s. oben) herrscht die Einstellung vor, einen Anspruch auf Beschwerdefreiheit zu besitzen (»Anrecht auf Wohlbefinden«) und diese auf schnellstmöglichem Wege einfordern bzw. herbeiführen zu können. Eine solche Haltung bahnt den Griff zu einem Medikament, das deutliche und rasche Wirksamkeit verspricht.

- *Leistungsorientierung:*
Ein anderer struktureller Aspekt, der Medikamentenmissbrauch begünstigen kann, findet sich in verhaltenssteuernden Normen wieder, die sich am Ideal orientieren, immer voll funktionstüchtig und leistungsfähig zu sein und sich keine Schwächen zu erlauben (s. Kap. 9.4.1).

• *Geringe Selbstwirksamkeitserwartung:*
Mit dieser Variablen ist die Antizipation fehlender oder unzureichender Kompetenzen im Umgang mit Schmerzen gemeint. Damit verbundene Erwartungsängste oder Hilflosigkeitsüberzeugungen richten sich vielfach auf die Schmerzsymptomatik selbst (»Ich kann nichts gegen meine Schmerzen tun«; »Ich habe keinen Einfluss auf meine Schmerzen«) oder auf Einbußen hinsichtlich der Leistungsfähigkeit und Belastbarkeit, insbesondere bei ausgeprägter Leistungsorientierung. Solche Kognitionen begünstigen die Inanspruchnahme fremdgesteuerter Schmerzkontrolle, die erfahrungsgemäß bevorzugt in medikamentöser Beeinflussung des Schmerzgeschehens besteht.

• *Vermeidungsverhalten:*
Wenn niedrige Selbstwirksamkeitserwartung mit geringer Schmerz- und Frustrationstoleranz oder erhöhter Ängstlichkeit einhergeht, kommt es häufig zur Entwicklung von Vermeidungsverhalten. Die Einnahme schmerzlindernder Medikamente erfolgt dann bereits vor dem Auftreten erwarteter Schmerzen (prophylaktische Einnahme) und schließlich völlig unabhängig von der eigentlichen Indikation, ein Prozess, der in eine Erhöhung der Einnahmefrequenz und oft auch der Dosierung mündet und damit in einen Circulus vitiosus.

12.3.3 Umweltbedingungen

Zu diesem Komplex müssen neben der Bedeutung des sozialen Umfeldes, insbesondere der Familie mit ihrer Modellfunktion für den Umgang mit Beeinträchtigungen der psychophysischen Befindlichkeit, die Instanzen hervorgehoben werden, die an der Herstellung, der Verbreitung, ggf. der Verschreibung und schließlich dem Verkauf von Medikamenten beteiligt sind (pharmazeutische Industrie, Werbeindustrie, Ärzte, Apotheker).
Von diesem Bedingungsgefüge sind in den letzten Jahren in zunehmendem Maße *iatrogene Faktoren* in den Mittelpunkt der öffentlichen Diskussion gerückt. Zu den iatrogenen Bedingungen zählen im Einzelnen (vgl. auch DHS, 1991):

> die ungenügende Beachtung psychotroper Substanzen in Kombinationspräparaten,
> die unkritische Übernahme der Pharmawerbung,
> die unzureichende Anamnese/Exploration bisheriger/derzeitiger Einnahmegewohnheiten im Umgang mit Medikamenten und anderen psychotropen Substanzen (z. B. Alkohol!),
> die wunschadäquate Verschreibung von Medikamenten,
> die Verschreibung ohne genügende Kontrolle und ohne persönlichen Kontakt zum Patienten.

12.4 Leitlinien für die therapeutische Arbeit

Im folgenden Abschnitt geht es um diagnostisch und therapeutisch relevante klinische Aspekte für die Behandlung von Schmerzpatienten mit Medikamentenmissbrauch oder -abhängigkeit, die grundsätzlich sowohl für *ambulante* als auch *stationäre* Settings geeignet sind. Es handelt sich dabei um ein Aufgabengebiet, das in jedem Falle *interdisziplinär arbeitende Behandlungsteams* voraussetzt, an denen insbesondere schmerztherapeutisch weitergebildete Psychologen und Ärzte mit ihren jeweils spezifischen Fachkompetenzen beteiligt sind.

12.4.1 Eingangsdiagnostik

Eine gründliche verhaltensmedizinische Diagnostik chronischer Schmerzstörungen umfasst immer auch eine genaue und sorgfältige *Exploration der Medikamentenanamnese* und der *aktuellen Konsumsituation,* einschließlich der Prüfung der jeweiligen Arzneimittel auf psychotrope Substanzen. Diese Prozedur richtet sich nicht nur auf rezeptpflichtige, sondern auch auf freiverkäufliche Medikamente.

Folgende Merkmale können auf einen problematischen Umgang mit Medikamenten hinweisen (in Anlehnung an Willweber-Strumpf, 1993):

➤ Dauereinnahme eines Medikamentes ohne erkennbare Indikation,

➤ gleichzeitiger Konsum vieler verschiedener Medikamente,

➤ heimliche Medikamenteneinnahme,

➤ subjektiv angenehme psychische Wirkung eines Medikamentes,

➤ ein »Notvorrat«, der ständig bei sich getragen wird (Ausnahme: zeitkontingente Medikamenteneinstellung!),

➤ Intoxikations- oder Entzugssymptome,

➤ Dosissteigerung und Toleranzbildung (Hinweise auf Gewöhnung),

➤ wiederholte erfolglose Versuche, den Medikamentenverbrauch zu verringern oder zu kontrollieren,

➤ häufiger Arztwechsel,

➤ gehäufte Unfälle,

➤ körperliche Auffälligkeiten (z. B. multiple Hämatome, Tremor, Schwitzen, Gewichtsabnahme, Appetitstörungen).

Im Falle unklarer oder widersprüchlicher Befunde besteht die Möglichkeit, auf *fremdanamnestische* Angaben seitens des Hausarztes oder Angehöriger zurückzugreifen oder kritische Aspekte unter systematischer Verlaufsbeobachtung zu prüfen. In diesem Zusammenhang ist auch an die wiederholte Durchführung eines sog. *Drogenscreenings* zu denken.

12.4.2 Therapeutische Ziele, Interventionen und Inhalte

Wie für jede verhaltensmedizinische Therapiestrategie besteht die übergeordnete Zielsetzung für unsere Klienten in der Förderung von *Selbstmanagementkompetenzen* (entsprechend Kanfer et al., 1996) im Umgang mit ihrer chronischen Schmerzstörung. Mit Blick auf eine medikamentöse Therapie folgt daraus jedoch nicht die (unrealistische) Forderung völliger Abstinenz, sondern das Bestreben, zu einem kontrollierten, den Besonderheiten der jeweiligen Schmerzstörung angepassten Umgang mit Medikamenten zu gelangen, d. h. im Einzelnen:

➤ Beendigung, Reduzierung oder Umstellung der bisherigen medikamentösen Therapie; gegebenenfalls Einleitung einer indikationsgerechten, kontrollierten Anwendung von Medikamenten und Förderung eines angemessenen, rationalen Umgangs;

➤ im Falle von Entzugssymptomen: Vermittlung von Bewältigungsstrategien im Umgang mit der akuten Entzugssymptomatik (Symptommanagement-Training);
➤ Förderung aktiver Schmerzbewältigungsfähigkeiten;
➤ Verringerung schmerzbegünstigenden Problemverhaltens und Stärkung gesundheitsbezogener Ressourcen.

Grundsätzlich gilt vor Beginn jedweder Intervention, dass sich Therapeut *und* Patient *gemeinsam* auf verbindliche Zielsetzungen für die Therapie geeinigt haben. *Mit diesem Prinzip unvereinbar ist das Erteilen einer Verordnung oder die Wegnahme von Medikamenten ohne alternatives Angebot!* Um die Eigenverantwortlichkeit anzusprechen und die Compliance zu verbessern, wird auch jeder Patient nach entsprechender Informierung in die Auswahl angemessener Methoden zur Zielerreichung einbezogen.

• *Modifikation medikamentöser Therapie*
Therapeutische Zielsetzungen bezüglich medikamentöser Therapie können im Einzelfall auf die

➤ Beendigung
➤ Reduzierung
➤ Umstellung

bisheriger medikamentöser Interventionen gerichtet sein.

Eine *Beendigung* der bisherigen Medikation ist für solche Präparate indiziert, die psychotrope Substanzen enthalten, welche ohne sinnvolle Indikationsstellung eingenommen bzw. verordnet worden sind. Dazu zählen vorrangig Analgetika- und Migräne*kombinationspräparate* sowie Tranquilizer vom Benzodiazepintyp. Psychotrop wirksame Medikamente sollten aus verschiedenen Gründen vor Beginn einer Schmerztherapie abgesetzt sein: Sie verschleiern das Beschwerdebild, behindern eine exakte Diagnosestellung und begünstigen im weiteren Therapieverlauf »zustandsabhängiges Lernen«. Die Beendigung der bisherigen Medikation kann in Abhängigkeit von pharmakologischen und individuellen Variablen entweder *ab-*

rupt oder ausschleichend vollzogen werden. Analgetika und Ergotamine können sofort abgesetzt werden. Tranquilizer, Anxiolytika (angstlösende Mittel) und Barbiturate werden dagegen langsam ausgeschlichen. Bei der Variante des ausschleichenden Entzugsprogramms sollte unbedingt ein *zeitkontingentes* anstelle eines bedarfskontingenten Einnahmemusters praktiziert werden mit sukzessiver Intervallvergrößerung zwischen zwei Einnahmezeitpunkten *(Absetzplan).*

Für solche Medikamente, auf die in der Schmerztherapie nicht verzichtet werden kann (z. B. Analgetikamonopräparate, Ergotaminpräparate), ist eine **Reduktion** auf ein *sinnvolles* und *notwendiges Minimum* anzustreben.

Die Beendigung oder Reduzierung bisheriger medikamentöser Therapie kann im Einzelfall mit einer **Optimierung** künftiger pharmakologischer Interventionen verbunden sein. Ein häufig praktiziertes Beispiel betrifft das Absetzen übermäßig konsumierter Analgetikakombinationspräparate und die Umstellung auf ein Analgetikamonopräparat mit peripherer Wirkung.

• *Symptommanagement für den Fall von Entzugssymptomen*
Im Unterschied zur traditionellen Behandlung von Alkohol- und Drogenabhängigkeit und der dabei vorgenommenen relativ strengen Trennung in Entzugs- und Entwöhnungsphase erfordert die Behandlung von Schmerzpatienten mit Medikamentenmissbrauch oder -abhängigkeit bereits in der Entzugsphase psychologische Interventionen. Sie sollen den Umgang mit der dabei auftretenden Symptomatik unterstützen helfen, die ja in der Regel der Ursprungssymptomatik entspricht (z. B. Schmerzen, Unruhe, Ängste, Schlafstörungen), die zur (Verordnung und) Einnahme der jeweiligen Medikamente geführt hat. Folgende Interventionen haben sich im Umgang mit zu erwartenden Entzugssymptomen bewährt (in Anlehnung an Elsesser u. Sartory, 2001):

➤ Vermittlung von Informationen *(Psychoedukation)* über mögliche Entzugsbeschwerden und den Verlauf des Entzugs, insbesondere um Fehlinterpretationen und übermäßigen Erwartungsängsten entgegenzuwirken;

➤ Vereinbarung von *Reduktions- und Absetzplänen, gemeinsam* mit dem Patienten, möglichst angepasst an die individuelle Entzugsgeschwindigkeit des Patienten, ggf. unterstützt durch Methoden des *Kontraktmanagements*: In Verhaltensverträgen werden neben der Bestimmung des Zielverhaltens, der Kriterien für die Zielerreichung und der Verabredung von Konsequenzen (sowohl positive Konsequenzen bei Zielerreichung als auch negative Konsequenzen für den Fall der Nichteinhaltung von Vertragsbedingungen) auch Methoden festgelegt, mit denen das vereinbarte Verhalten während der Vertragsdauer kontrolliert werden kann (z. B. Selbstbeobachtung und -protokollierung, Drogenscreenings).

➤ Training von *spezifischen Symptommanagement-Techniken* wie z. B. Atemübungen bei Atemnot, Ablenkung und Bewegung bei Ruhelosigkeit, Aktivitätspläne bei depressiven Stimmungen, warme Bäder bei Muskelschmerzen, Puls kühlen bei Schwitzen und Schweißausbrüchen etc.

• *Förderung aktiver (nicht-medikamentöser) Schmerzbeeinflussung und Bearbeitung schmerzassoziierter Problembereiche*
Hierzu zählen sämtliche Interventionen, die eigene Ressourcen zur besseren Bewältigung von Schmerzerleben und Schmerzverhalten zu mobilisieren versuchen bzw. schmerzbegünstigende Problem- und Belastungsfaktoren verringern und stattdessen gesundheitsbezogene Anteile stärken sollen. Ausführlichere Hinweise hierzu finden sich in verschiedenen Kapiteln dieses Buches.

12.5 Prävention

Folgende abschließende Hinweise helfen Schmerzmittelmissbrauch und Abhängigkeitsentwicklungen vorzubeugen:

➤ sorgfältige Indikation, regelmäßige kritische Überprüfung;
➤ Verzicht auf Analgetika- und Migränemittelkombinationspräparate, ebenso Benzodiazepine;
➤ zeitkontingente Gabe entsprechend Wirkungsdauer des Medikaments;

➤ ausreichende Dosierung;

➤ keine Verschreibung nach »Wunschzettel«;

➤ regelmäßiger persönlicher Kontakt.

Hinzufügen ließe sich noch, dass jede medikamentöse Intervention als Teil einer *schmerztherapeutischen Gesamtstrategie* gewertet werden sollte, zu der immer auch Motivierung zu Eigenaktivität und Selbsthilfe dazugehört.

12.6 Nachtrag zum Fallbeispiel (s. S. 166)

Was hier für Frau H. erst am Ende des Buches aufgeführt wird, fand tatsächlich bereits in früheren Abschnitten der Behandlung statt, und zwar im Anschluss an die psychoedukativen Maßnahmen und die Anfangsphase der Selbstbeobachtung (Kap. 6.2), bevor mit dem Erlernen einer Entspannungsmethode und weiteren Schmerzbewältigungstechniken begonnen wurde.
Zu diesem Zeitpunkt hatte die Patientin bereits auf die täglichen Anästhesien bei ihrem Zahnarzt verzichtet, eine Entscheidung, die ihr relativ leicht fiel, weil die Anästhesien ohnehin keine spürbare Wirkung auf die empfundene Schmerzsymptomatik hatten. Somit ging es noch um die Psychopharmaka, insbesondere das Hypnotikum (Schlafmittel) Stilnox® von dem sie sich stark abhängig fühlte. Nach ausführlichen Gesprächen mit dem kooperierenden ärztlichen Kollegen vereinbarten wir mit der Patientin, die Medikation mit Stilnox® zu beenden. Daraufhin stellten sich erwartungsgemäß Schlafstörungen ein. Eine einwöchige Beobachtungsphase ergaben Einschlaflatenzen von zwei bis drei Stunden und mehrmaliges Erwachen in der Nacht mit jeweils längeren Wachzeiten. Daraufhin vereinbarten wir mit der Patientin ein Schlafentzugsprogramm, gekoppelt mit unangenehm erlebten monotonen Konzentrationsaufgaben für unerwünschte Wachzeiten bzw. verlängerte Einschlaflatenzen. Frau H. tolerierte die durchaus belastende Umsetzung dieses Prozederes wie auch den Medikamentenentzug erstaunlich gut. Bereits nach acht Tagen Schlafentzug (2 Uhr zu Bett gehen, 7 Uhr aufstehen ohne Schlafphasen über den Tag) reduzierte sich die Einschlaflatenz auf 15–30 Minuten. Im weiteren Verlauf wurde der Schlafentzug sukzessive bei weiterhin zufrieden stellenden Einschlaflatenzen zurückgenommen. Parallel dazu entwickelte sich wieder ein stabilerer Schlaf-Wach-Rhythmus.

13. Fallbeispiel Frau H.
»Die Wege trennen sich wieder...«

Acht Monate nach Beginn der ambulanten verhaltenstherapeutischen Schmerzbehandlung ist ein Großteil der geplanten Aufgaben umgesetzt worden, und Frau H. ist den anfänglich vereinbarten Zielsetzungen ein deutliches Stück näher gekommen.

Mittlerweile hat sie ihre chronischen Kieferschmerzen fast vollständig überwunden. Sie treten nur noch äußerst selten auf und können dann jedes Mal umschriebenen Stresssituationen zugeordnet werden.

Für Frau H. sind gelegentlich auftretende Schmerzen inzwischen zu einem zuverlässigen Signal für einen beginnenden Überforderungszustand geworden, dem sie dann mit den erlernten Stressbewältigungsmethoden erfolgreich entgegenwirken kann.

Ein weiteres markantes Ergebnis besteht darin, dass die Patientin seit der Entzugsbehandlung keinerlei Psychopharmaka mehr benötigt hat. Schmerzmittel hat sie in den zurückliegenden drei Monaten nur 1–2-mal pro Monat gebraucht und kam hierbei mit einem Monopräparat (ASS) gut zurecht.

Inzwischen hat sich ein gesunder Schlaf-Wach-Rhythmus dauerhaft eingependelt. In diesem Zusammenhang ist es auch zu einer anhaltenden Stabilisierung des psychischen Befindens sowie der Leistungsfähigkeit und Belastbarkeit gekommen. Frau H. erlebt sich ausgeglichener und erfolgsorientierter im Umgang mit den Aufgaben und Anforderungen des täglichen Lebens.

Im beruflichen Bereich fällt auf, dass sie selbstbewusster und selbstsicherer in Erscheinung tritt, eigene Ansichten und Standpunkte deutlicher formuliert und darüber eine bessere Position in ihrer Firma erlangt hat.

Im privaten Bereich gibt es trotz einer insgesamten Beziehungsverbesserung zu den beiden Töchtern nach wie vor Probleme, die aber angesichts des jugendlichen Alters der Töchter und damit in Verbindung stehender Ablösungsprozesse altersadäquat sind. Frau H. schafft es hierbei immer wieder, Problem- und Konfliktsituationen so zu bewältigen, dass verträgliche und verbindliche Lösungen für alle Beteiligten zustande kommen.

Eine weitere positive Entwicklung besteht für Frau H. darin, dass sie in der Zwischenzeit einen neuen Partner gefunden hat, mit dem sich neue Perspektiven für eine ressourcenstärkendere Lebensgestaltung auftun: Der Partner ist ebenfalls begeisterter Motorradfahrer.

Mit dieser positiven Bilanz korrespondierten auch die Ergebnisse der psychometrischen Diagnostik:

In der Schmerzempfindungsskala (SES) erzielte die Patientin für die Dimension »affektiver Schmerz« einen Rohwert von 30 (1. Messung: 35), was einem Prozentrang von 48 (1. Messung: 60) entspricht. In der Dimension »sensorischer Schmerz« liegt nunmehr ein Rohwert von 17 (1. Messung: 30) vor, entsprechend einem Prozentrang von 52 (1. Messung: 94). Hier wird deutlich, dass es vor allem in der Ausprägung der sensorischen Schmerzempfindung zu signifikanten Veränderungen gekommen ist.

Der Fragebogen zur Erfassung der Schmerzverarbeitung (FESV) erbrachte in den Bereichen »Schmerzbedingte psychische Beeinträchtigung« und »Schmerzbewältigung« Werte, die von einer deutlich verbesserten Schmerzverarbeitung und Schmerzbewältigung in allen relevanten Dimensionen zeugen, wie die Zuordnung des jeweiligen Rohwertes (RW) zum Prozentrang (PR) verdeutlicht:

- schmerzbedingte psychische Beeinträchtigung: Hilflosigkeit/ Depression
  1. Messung: RW 29, PR 98 – 2. Messung: RW 17, PR 48
- schmerzbedingte psychische Beeinträchtigung: Angst
  1. Messung: RW 19, PR 78 – 2. Messung: RW 13, PR 42
- schmerzbedingte psychische Beeinträchtigung: Ärger/Wut
  1. Messung: RW 28, PR 98 – 2. Messung: RW 14, PR 54
- Schmerzbewältigung: Handlungsplanung
  1. Messung: RW 8, PR 15 – 2. Messung: RW 13, PR 47
- Schmerzbewältigung: Kognitive Umstrukturierung
  1. Messung: RW 7, PR 11 – 2. Messung: RW 12, PR 37
- Schmerzbewältigung: Kompetenzerleben
  1. Messung: RW 6, PR 4 – 2. Messung: RW 13, PR 40
- Schmerzbewältigung: Ablenkung/Imagination
  1. Messung: RW 6, PR 31 – 2. Messung: RW 8, PR 42
- Schmerzbewältigung: Ruhe/Entspannung
  1. Messung: RW 4, PR 8 – 2. Messung: RW 10, PR 37
- Schmerzbewältigung: Gegensteuernde Aktivitäten
  1. Messung: RW 6, PR 18 – 2. Messung: RW 12, PR 54

Über alle Subskalen des Pain Disability Index (PDI) hinweg erzielte Frau H. insgesamt nur noch 7 Rohwertpunkte. Im Vergleich zu 44 Punkten am Anfang der Therapie lässt sich damit ein überdeutlicher Rückgang der schmerzbedingten Behinderung feststellen. Nachfolgend die Einzelwerte der 7 Subskalen, die jeweils von »0« (keine Beeinträchtigung) bis »10« (völlige Beeinträchtigung) reichen:

- familiäre und häusliche Verpflichtungen: 2
- Erholung: 0
- soziale Aktivitäten: 1
- Beruf: 2
- Sexualleben: 2
- Selbstversorgung: 0
- lebensnotwendige Tätigkeiten: 0

Die Allgemeine Depressionsskala (ADS) ergab für Frau H. 16 Rohwertpunkte (anstelle von 33 zu Beginn der Behandlung), was einem Prozentrang von 60 entspricht und damit auf einen deutlichen Rückgang in der zuvor stark ausgeprägten depressiven Verstimmung hinweist.

Zusammenfassend lässt sich festhalten, dass die Daten der psychometrischen Diagnostik auch zum Ende der Behandlung in großer Übereinstimmung stehen zu den subjektiven Angaben der Patientin.

Anhang 1: Instruktion zur Progressiven Muskelentspannung (Langform)[1]

(entnommen aus: H.-D. Basler und
B. Kröner-Herwig, 1998)[1]

Das Ziel der Progressiven Muskelentspannung besteht darin, willkürliche Kontrolle über die Spannung und Entspannung einzelner Muskelgruppen zu vermitteln. Dazu wird der Patient zunächst in der Wahrnehmung unterschiedlicher Spannungszustände seiner Muskulatur geschult. Das Training besteht entsprechend aus dem sukzessiven Anspannen und nachfolgenden Entspannen einzelner Muskelbereiche, wobei der Patient sich zugleich auf die dabei erlebten unterschiedlichen Empfindungen konzentrieren soll. Im weiteren Verlauf werden verschiedene Körperpartien sukzessive in das Training einbezogen (Unter- und Oberarme, Gesicht, Nacken- und Schulterpartie, Rücken, Bauch, Beine und Füße). Mit fortschreitender Entspannungsfertigkeit werden die einzelnen Muskelbereiche schließlich wieder zunehmend zusammengefasst, um dem Patienten zu ermöglichen, die Entspannung später rasch – etwa durch das Anspannen nur einer Muskelpartie – einzuleiten.

»Nehmen Sie eine möglichst bequeme Haltung ein und stellen Sie sich darauf ein, dass Sie sich nun entspannen werden.

Achten Sie darauf, wie Sie sitzen: Der Rücken ist angelehnt, die Füße stehen fest und sicher auf dem Boden, Arme und Hände ruhen locker im Schoß.
Oder Sie liegen auf dem Rücken, die Füße etwas voneinander entfernt. Die Zehen weisen leicht nach außen. Die Hände ruhen bequem neben dem Oberkörper.

Ganz gleich, ob Sie sitzen oder liegen: Der Kopf hat eine angenehme Lage. Die Augen sind geschlossen. Gehen Sie in Gedanken durch Ihren Körper und versuchen Sie aufzuspüren, welche Muskeln angespannt sind, und versuchen Sie, diese etwas zu lockern.

---

1 Ähnliche Instruktionen auch in: Gröninger und J. Stade-Gröninger, Progressive Relaxation, 1996

Atmen Sie einige Male tief ein und dann langsam wieder aus. – Beobachten Sie, wie sich Ihre Bauchdecke beim Einatmen hebt und beim Ausatmen wieder langsam senkt. – Vielleicht können Sie auch spüren, wie die Luft kühl durch die Nase einströmt und – vom Körper erwärmt – warm wieder hinausfließt. –

Wir beginnen nun gleich mit den Übungen. – Achten Sie dabei bitte ganz aufmerksam auf Ihre Empfindungen bei der Anspannung und der anschließenden Entspannung der Muskeln. Es kommt nicht darauf an, die Muskeln stark anzuspannen, sondern nur darauf, dass Sie die Unterschiede zwischen Anspannung und Entspannung deutlich merken.

Bitte führen Sie die Anspannung der Muskeln immer erst dann durch, wenn ich »jetzt« sage.

Richten Sie zunächst Ihre Aufmerksamkeit auf Ihre rechte Hand und Ihren rechten Unterarm und ballen Sie Ihre **rechte Hand** zur Faust – jetzt. – Halten Sie die Spannung einen Moment – und mit dem nächsten Ausatmen lösen Sie die Anspannung in Hand und Unterarm und lockern die Muskeln.
Achten Sie auf den Unterschied zwischen der Anspannung vorher und der Entspannung jetzt und bleiben Sie mit Ihrer Aufmerksamkeit immer bei den Muskeln, die Sie gerade entspannt haben.

Als nächstes beziehen wir den **rechten Oberarm** mit ein. Beugen Sie den Ellenbogen mit geöffneter Hand nach oben – jetzt. – Spüren Sie die Anspannung – und mit dem nächsten Ausatmen lassen Sie den Arm wieder sinken und entspannen. – Achten Sie wieder auf den Unterschied zwischen der Anspannung vorher und der Entspannung jetzt und bleiben Sie mit Ihrer Aufmerksamkeit immer bei den Muskeln, die Sie gerade entspannt haben.

Wir lassen den rechten Arm entspannt und wenden unsere Aufmerksamkeit nun dem linken Arm zu. Ballen Sie die **linke Hand** zur Faust, aber nicht zu stark – jetzt –, beobachten Sie die Empfindungen der Anspannung in Hand und Unterarm – und mit dem nächsten Ausatmen lassen Sie wieder los und entspannen. – Achten Sie wieder auf den Unterschied zwischen der Anspannung und der Entspannung, die sich allmählich in der Hand und im Unterarm ausbreitet.

Achten Sie darauf, welches Gefühl sich bei Ihnen entwickelt in Hand und Unterarm, ein leichtes Kribbeln, ein Gefühl von Schwere, Wärme oder auch von Kühle und Leichtigkeit. Vielleicht empfinden Sie auch gar nichts, auch das ist möglich, machen Sie einfach weiter mit der Übung. –
Gehen Sie in Gedanken durch die einzelnen Finger und auch in das Handinnere. Versuchen Sie, die einzelnen Muskelfasern noch mehr fallen zu lassen, ganz loszulassen.

Wir beziehen jetzt den **linken Oberarm** mit ein. Beugen Sie den Ellenbogen – jetzt. – Beobachten Sie die leichte Anspannung der Muskeln – und mit dem nächsten Ausatmen lockern Sie die Muskeln im Oberarm, lassen den Arm sinken und entspannen.
Wieder ist deutlich der Unterschied spürbar zwischen der Anspannung vorher und der Entspannung jetzt. Lassen Sie alle Spannung aus dem Arm herausfließen und entspannen Sie den Arm immer mehr und mehr.

Wir lassen beide Arme ganz entspannt und gehen jetzt über zum Kopf. Wir richten unsere Aufmerksamkeit zunächst auf die **Stirn** und legen die Stirn in Falten – jetzt. – Beobachten Sie die Anspannung in der Stirn – und mit dem nächsten Ausatmen lassen Sie die Stirn locker und gelöst werden wie eine glatte, leere Fläche. Achten Sie wieder auf den Unterschied zwischen der Anspannung vorher und der Entspannung jetzt. –
Glätten Sie die Stirn immer mehr. Spüren Sie, wie die Entspannung der Stirn sich angenehm über die ganze Kopfhaut ausbreitet. Bleiben Sie mit der Aufmerksamkeit immer bei den Muskeln, die Sie gerade entspannt haben. –
Wenn Sie Geräusche wahrnehmen oder wenn Ihnen Gedanken durch den Kopf gehen, machen Sie einfach mit der Übung weiter.

Wir wenden uns jetzt den **Augen** zu und kneifen die Augen zusammen – jetzt –, spüren Sie die Anspannung – und mit dem
nächsten Ausatmen entspannen Sie die Augenmuskeln und beobachten wieder das Nachlassen der Anspannung und die aufkom-
mende Entspannung. –

Als nächstes spannen wir die **Nasenmuskeln** an, indem wir die
Nase rümpfen – jetzt. – Halten Sie die Spannung etwas – und mit
dem nächsten Ausatmen entspannen Sie wieder. Lassen Sie die
Muskeln fallen, ganz locker und entspannt.

Richten Sie Ihre Aufmerksamkeit nun bitte auf Ihre **Lippen** und
spitzen Sie die Lippen – jetzt. – Spüren Sie die Anspannung in den
Lippenmuskeln, im Mundbereich – und mit dem nächsten Ausatmen wieder entspannen. Achten Sie wieder auf den Unterschied
zwischen Anspannung und Entspannung und darauf, wie sich
langsam die Entspannung immer weiter ausbreiten kann.

Wir gehen weiter zu den **Kiefermuskeln**. Drücken Sie die Zähne
aufeinander – jetzt. – Spüren Sie die Anspannung – und mit dem
nächsten Ausatmen lassen Sie die Unterkiefermuskeln sich lockern
und entspannen.

Beobachten Sie das Gefühl von Entspannung, das sich im ganzen
Gesicht ausbreitet. Achten Sie darauf, wie mit dem Nachlassen der
Anspannung ein Gefühl der Entspannung eintritt. Folgen Sie die-
sem Gefühl immer tiefer und tiefer in Ruhe und Entspannung.
Lassen Sie die Entspannung mit jedem Ausatmen immer noch tie-
fer werden und noch tiefer.

Wir gehen nun über zu den Muskeln von Hals und Nacken. Drehen Sie den **Kopf** zunächst langsam **nach rechts** und beugen ihn
leicht zur Schulter – ganz langsam – jetzt. – Achten Sie auf die Anspannung in den Halsmuskeln – und mit dem nächsten Ausatmen
drehen Sie den Kopf langsam zurück – ganz langsam – in die Ausgangslage und entspannen.

Drehen Sie den **Kopf** nun noch einmal. Diesmal **nach links** und beugen ihn leicht zur Schulter – ganz langsam – jetzt. – Halten Sie die Spannung einen Moment – und mit dem nächsten Ausatmen drehen Sie den Kopf wieder zurück – ganz langsam – in die Ausgangslage. Achten Sie darauf, wie auch hier mit dem Nachlassen der Spannung die Entspannung eintritt.

Drücken Sie den **Kopf** nun **nach vorne** gegen die Brust – jetzt. – Achten Sie auf die Anspannung in Hals und Nacken – und mit dem nächsten Ausatmen bewegen Sie den Kopf langsam zurück in die Ausgangslage und entspannen. – Folgen Sie dem Nachlassen der Spannung immer tiefer und tiefer in Ruhe und Entspannung. Lassen Sie die Entspannung mit jedem Ausatmen immer noch tiefer werden und tiefer.

Wir kommen nun zu den **Schultern**. Ziehen Sie die Schultern etwas nach hinten – jetzt. – Achten Sie auf die Anspannung im gesamten Schulterbereich – und mit dem nächsten Ausatmen lassen Sie die Schultern sinken und entspannen Sie die gesamte Schultermuskulatur. Lassen Sie die Schultern so tief wie möglich sinken. – Lassen Sie alle Spannung aus den Schultern entweichen. –
Ein angenehmes Gefühl von Ruhe und Entspannung breitet sich aus, folgen Sie diesem Gefühl und vertiefen Sie es mit jedem Ausatmen immer mehr.

Richten Sie Ihre Aufmerksamkeit nun auf Ihren **Rücken**. Drücken Sie Ihren Rücken durch, sodass ein leichtes Hohlkreuz entsteht – jetzt. – Spüren Sie die Anspannung im unteren Rücken – und mit dem nächsten Ausatmen lassen Sie die Spannung wieder los und entspannen. – Achten Sie wieder auf den Unterschied zwischen der Anspannung vorher und der Entspannung – jetzt. –
Achten Sie darauf, wie sich ein angenehmes Gefühl der Entspannung allmählich im unteren Rücken ausbreitet. Folgen Sie diesem Gefühl von Ruhe und Entspannung immer tiefer und tiefer und vertiefen Sie es mit jedem Ausatmen immer mehr und mehr.

Als nächstes spannen wir die **Bauchmuskeln** an. Spannen Sie die Bauchmuskeln etwas an, so, als wollten Sie einen leichten Schlag abfangen – jetzt. – Spüren Sie die Spannung in der Bauchdecke – und mit dem nächsten Ausatmen lassen Sie die Spannung wieder los und entspannen. Auch hier spüren Sie den Unterschied zwischen Anspannung und Entspannung. Lassen Sie die Muskeln einfach noch lockerer und entspannter werden.

Wir gehen nun weiter zu den Beinen. Bitte spannen Sie zunächst die **Oberschenkelmuskulatur** des **rechten** Beines an – jetzt. – Halten Sie die Spannung einen Moment – und mit dem nächsten Ausatmen lassen Sie diese Muskeln wieder los. Lassen Sie den Oberschenkel locker und entspannt werden, ganz entspannt und locker.

Als nächstes spannen Sie nun die **Wadenmuskulatur** des **rechten** Beines an – jetzt. – Achten Sie auf die Anspannung – und mit dem nächsten Ausatmen lassen Sie die Wadenmuskeln ganz locker und entspannt. Und Sie beobachten, wie sich die Entspannung immer mehr ausbreitet – dieses angenehme Gefühl von Ruhe und Entspannung.

Als nächstes spannen Sie die Muskeln des **rechten Fußes** an, indem Sie die Zehen etwas krümmen – jetzt. – Halten Sie die Anspannung im Fuß noch einen Moment – und mit dem nächsten Ausatmen lassen Sie den Fuß wieder ganz locker und entspannt auf dem Boden aufliegen. Bemerken Sie, wie auch hier sich die Entspannung langsam immer mehr ausbreitet.

Wir gehen nun zum linken Bein über. Spannen Sie jetzt die Muskeln des **linken Oberschenkels** und des Gesäßes an – jetzt. – Halten Sie die Spannung einen Moment – und mit dem nächsten Ausatmen entspannen Sie wieder. Lassen Sie die Muskeln ganz locker und entspannt werden – und beachten Sie die Entspannung, die sich nun auch hier ganz langsam einstellt.

Spannen Sie als nächstes die **Wadenmuskeln** des **linken** Beines an
– jetzt. – Achten Sie einen Moment auf diese Anspannung – und
mit dem nächsten Ausatmen lassen Sie die Muskeln wieder locker.

Spannen Sie nun den **linken Fuß** an – jetzt – halten Sie auch diese
Spannung einen Moment – und mit dem nächsten Ausatmen lassen
Sie den Fuß wieder locker, ganz locker und entspannt aufliegen.
Spüren Sie, wie die Anspannung immer mehr nachlässt und in eine
tiefe Entspannung übergeht. –

Spüren Sie, wie die Entspannung bis in die Füße hinein reicht, bis
in die Zehenspitzen. Folgen Sie der Entspannung und lassen Sie sie
mit jedem Ausatmen immer noch tiefer werden.

Und nun konzentrieren Sie sich nur noch auf das angenehme Gefühl der Entspannung. Folgen Sie diesem Gefühl und versuchen
Sie, es mit jedem Ausatmen immer noch tiefer werden zu lassen. –

Lassen Sie dieses angenehme Gefühl in jeden Teil Ihres Körpers
fließen: in die Arme – und Hände – in jeden einzelnen Finger – in
Stirn und Kopfhaut – in die Augen – die Nase – Lippen und Mund
– und Kiefer – in Hals und Nacken – in die Schultern – den ganzen
Rücken hinunter – in den Bauch – in das Gesäß – die Oberschenkel – die Unterschenkel – bis in die Füße hinein – bis in die
Zehenspitzen.

Lassen Sie sich mit jedem Ausatmen tiefer und tiefer in Ruhe und
Entspannung fallen. – Genießen Sie diesen Zustand von Ruhe und
Entspannung nun noch einige Minuten für sich allein.

– (ca. 4 Minuten Entspannung) –

Sagen Sie sich nun, dass Sie die Übung allmählich beenden. Spannen Sie langsam beide Hände wieder an, winkeln Sie die Arme ein
paarmal kräftig an und strecken und räkeln Sie sich. Atmen Sie
einige Male tief ein und aus und öffnen Sie dann die Augen.«

Anhang 2: Literaturempfehlungen für Patienten mit Schmerzen und begleitenden Problemen

Böhringer Mannheim GmbH (Hrsg.) (1986) Schmerz – was ist das?

Broome, A., Jellicoe, H. (1993) Mit dem Schmerz leben. Bern: Huber

Diener, H.-C. (1998) Migräne – Informationen und Ratschläge. Champman & Hall Verlag

Juli, D., Schulz, A. (1998) Stressverhalten ändern lernen. Rororo Sachbuch

Merkle, R. (1998) Optimismus kann man lernen. Mannheim: PAL Verlag

Svoboda, T. (1994) Wege aus dem Kopfschmerz. Mannheim: PAL Verlag

Wolf, D., Merkle, R. (1996) Gefühle verstehen – Probleme bewältigen. Mannheim: PAL Verlag

Anhang 3: Phantasiereise »Baum«

(entnommen aus: Basler, H.-D., Rehfisch, H.-P., Seemann, H. [1989])

<u>Vorbereitung:</u> Jeder Teilnehmer wird aufgefordert, eine entspannte Sitzhaltung einzunehmen. Sie soll bequem sein, da die Übung ca. 30 Minuten dauern wird. Die Einführung in die Entspannung findet im vorliegenden Beispiel über eine Atementspannung statt. Sie kann aber auch durch andere Entspannungsinstruktionen ersetzt werden, wie z. B. die Anweisung zur sog. Eutonie auf S. 98 f. Die Übung wird mit folgenden Worten begonnen:

Schauen Sie nun auf Ihren Atem, ohne ihn zu verändern ...
Schauen Sie einfach nur zu, wie Sie ein- und ausatmen ...
ein- und ausatmen ...
Das geht ganz von alleine, dieses Ein- und Ausatmen ...
Schauen Sie einfach nur Ihrem Atem zu ... wie Sie ein- und ausatmen ...

Betonen Sie nun leicht das Ausatmen, geben Sie mit jedem Ausatmen noch etwas mehr von Ihrer Anspannung ab, sodass Sie mit jedem Ausatmen noch etwas tiefer in die Entspannung kommen ...

Und Sie merken, dass Sie mit jedem Ausatmen noch mehr entspannen können ...
mit jedem Ausatmen gehen Sie tiefer in die Entspannung ...
und tiefer und gerade so weit, wie Sie möchten, wie es für Sie angenehm ist ...
Sie können ganz loslassen, ganz entspannen ...
ruhig und mit jedem Ausatmen noch etwas mehr von Ihrer Anspannung loslassen ...
und gehen Sie tiefer in die Entspannung und tiefer und tiefer ...
immer weiter ... immer tiefer ...
ganz ruhig ... und tief entspannt ...

Mit jedem Ausatmen können Sie noch weiter gehen, noch tiefer
…
lassen Sie sich angenehm in Ihre Entspannung fallen …
genießen Sie die wohltuende Entspannung mit jedem Atemzug …

Stellen Sie sich nun einen Baum vor … irgendeinen Baum, der
gerade in Ihrer Vorstellung erscheint …

Sehen Sie sich diesen Baum in Ruhe an …
Was ist dies für ein Baum? …
Wie sieht er aus? …
Wie groß ist er? …

In welcher Umgebung steht er? …
Schauen Sie sich die Umgebung näher an …
Was sehen Sie dort alles? …

Schauen Sie wieder den Baum an …
Seine Äste … die Blätter … die Rinde …
nehmen Sie den Stamm wahr …

Stellen Sie sich die Wurzeln vor …
wie weit sie in die Erde ragen … sich immer mehr verzweigen …
Spüren Sie den Halt, den sie dem Baum geben …
Wie er mit ihnen fest in der Erde verwurzelt ist …
Stellen Sie sich vor, wie der Baum mit diesen Wurzeln das Was-
ser aus dem Boden aufnimmt und es in eine Nährflüssigkeit um-
wandelt.

Wie sie durch die Wurzeln fließt …
durch den Stamm …
durch die Äste … bis hin zu den Blättern …
Spüren Sie die Kraft, die durch die Nährflüssigkeit im Baum
aufsteigt …

→

Stellen Sie sich nun vor, es ist Frühling ...
Erleben Sie den Frühling, wie der letzte Schnee schmilzt ... die Knospen sprießen ...
die Sonne etwas wärmer wird ...
das Leben um den Baum herum erwacht ...
Nehmen Sie die Vögel wahr ...
Die Frühlingslandschaft ...

Stellen Sie sich den Baum im Frühling vor, seinen Stamm ... die Äste ... die frischen Blätter ...
die neuen taufrischen Blüten ...
ihre Farben, ihren Geruch ...

Gehen Sie nun weiter durch die Jahreszeiten und stellen Sie sich den Sommer vor ... die Wärme nimmt zu, die Sonne steht hoch am Himmel ... Es ist ein heißer Sommertag, schauen Sie sich um ...
Wie sieht die Landschaft um den Baum herum aus? ...
Wie sieht der Baum aus? ...
Stellen Sie sich den Baum im Sommer vor, seinen Stamm ... die Äste ... die Blätter ...
Ist es vielleicht ein Obstbaum, der Früchte trägt? ...

Gehen Sie weiter durch die Jahreszeiten und stellen Sie sich den Herbst vor ...
Es wird langsam etwas kälter ...
Es gibt heftige Winde ... die die Blätter durchwehen, die den Baum seine festen Wurzeln spüren lassen, die ihm sicheren Halt geben ...
Die Blätter fangen an zu welken ...
sie werden langsam gelb und dann braun ...
Der Wind weht vereinzelt Blätter ab ... schauen Sie, wie sie vom Baum herunterfallen ...
Wie sie rings um den Baum herumliegen ... Wie sieht der Baum aus?
... Sein Stamm ... die Äste ... die Blätter ...

Wie ist das Wetter? ... Schauen Sie sich die Landschaft um den Baum herum an ...

Gehen Sie nun weiter durch die Jahreszeiten und stellen Sie sich den Winter vor ...
den Schnee ... die Kälte ... den Baum im Winter ...
seinen Stamm ... die Rinde ... die Äste ...
den kalten Wind ... den Schnee ... das Eis ...
sehen Sie zum Himmel, wie sieht er aus? ...
Wie ist die Landschaft um den Baum herum? ...

Gehen Sie nun noch einmal zu der Jahreszeit, die Ihnen gut gefallen hat ...
Verweilen Sie bei dieser Jahreszeit noch eine Weile ...
allein für sich ...
Oder tun Sie einfach das, was Ihnen hilft, sich weiter zu entspannen ...
die Entspannung zu genießen, so, wie Sie es mögen ...

ca. 2 Minuten Entspannung –

Kommen Sie jetzt langsam zum Ende ...
Spüren Sie Ihren Atem ...
Atmen Sie einige Male tief ein ...
Nehmen Sie den Raum in Ihrer Vorstellung wahr ...
Lassen Sie die Augen noch weiter zu und bewegen Sie sich ...
Strecken Sie die Beine ... Strecken Sie die Arme ...
Räkeln und strecken Sie sich ...
Kommen Sie jetzt mit Ihrer Aufmerksamkeit hier in den Raum zurück und öffnen Sie langsam die Augen.

Anhang 4: Phantasiereise »Ballon«

(entnommen aus: Basler, H.-D., Rehfisch, H.-P., Seemann, H. [1989], frei nach einer Idee von Svoboda)

<u>Vorbereitung:</u> Jeder Teilnehmer wird aufgefordert, eine entspannte Sitzhaltung einzunehmen. Sie soll bequem sein, da die Übung ca. 30 Minuten dauern wird. Das Beispiel für die Einführung in die Entspannung kann auch durch andere Instruktionen ersetzt werden.

Nehmen Sie eine ganz bequeme Haltung ein, eine Position, die Sie nun schon lange kennen, die Ihnen vertraut ist durch Ihre vielen Entspannungsübungen. Und wenn diese Haltung für Sie bequem ist, können Sie nun wieder in Ihre wohltuende, vertraute Entspannung gehen.

Sie merken, wenn Sie nun die Augen schließen, dass das Gefühl der Entspannung sich – wie von allein – ganz langsam einstellt, ganz vertraut und angenehm.

Und Sie können die Entspannung, die Ruhe genießen, während Sie meiner Stimme aufmerksam folgen.

Entnehmen Sie aber all dem, was ich sage, nur das, was Sie gebrauchen können, was Ihnen hilft, in Ihrer Entspannung weiterzukommen, alles andere ist unwichtig.

Und Sie haben Ihre Art von Entspannung entwickelt und können es sehr gut: einfach loslassen, sich entspannen.
Alle Muskeln im Körper sich lockern lassen,
die Füße,
die Waden,
die Oberschenkel,
das Gesäß, ganz weich und locker,

den Rücken,
die Schultern, fallen lassen, entspannen,
die Arme,
die Hände,
den Hals,
das Gesicht,
und den ganzen Kopf wunderbar ruhig und entspannt.

Und Sie merken, dass Sie mit jedem Ausatmen noch mehr entspannen können, mit jedem Ausatmen gehen Sie tiefer in die Entspannung, und tiefer und nur so weit, wie Sie möchten, wie es für Sie angenehm ist.

Sie können ganz loslassen, ganz entspannen, ruhig und mit jedem Ausatmen noch etwas mehr von Ihrer Anspannung loslassen und gehen tiefer in die Entspannung und tiefer und tiefer … immer weiter … immer tiefer … ganz ruhig … und tief entspannt … Mit jedem Ausatmen können Sie noch weiter gehen, noch tiefer, ganz entspannt und sich angenehm in Ihre Entspannung fallen lassen und diese wohltuende Entspannung mit jedem Atemzug genießen…

Und ich zähle jetzt mit Ihnen … langsam von 1–10, und mit jeder Zahl werden Sie sich noch etwas mehr entspannen, so weit wie Sie mögen, wie es für Sie wohltuend ist, und mit jeder Zahl können Sie tiefer in die Entspannung gehen, 1 … tiefer, 2 … immer tiefer, 3 … mit jeder Zahl, 4 … ganz ruhig, 5 … und tief entspannt, 6 … ganz loslassen, 7 … tiefe Ruhe, 8 … tief entspannt, 9 … ganz für sich, 10 … nun wunderbar entspannt.

Stellen Sie sich nun eine grüne Sommerwiese vor … Sie haben eine Wolldecke, auf der Sie sich bequem hinlegen oder hinsetzen können, so wie es Ihnen am angenehmsten ist. Sie machen es sich ganz bequem und genießen es, sich hier auszuruhen … Sie spüren die angenehm warme Sonne … die weiche Unterlage …

→

Sie sehen das grüne Gras und die bunten Blumen ... und genießen den Duft des Grases und der Blumen ... Sie genießen die Wärme und den Duft und lauschen ganz behaglich den Vögeln ... Sie sehen die Schmetterlinge ... und den blauen Himmel ... und Sie nehmen dies alles in sich auf ...

Sie schauen nun zu Ihrem Fußende, dort steht eine große stabile Holzkiste mit einem Deckel. Sie beugen sich vor und Sie wissen, dass Sie nun in die Kiste alles hineinpacken können, was Sie im Moment bedrückt ... Ihnen Sorgen bereitet ... Sie können all dies dort hineintun ... Ihre Gedanken ... Ihre Probleme ... alles und jedes, was Sie belastet.

Und in der Kiste ist ganz viel Platz, und Sie können noch mehr hineinpacken ... und immer noch mehr und mehr ... sodass Sie alles Wichtige, was Sie im Moment belastet, dort hineinpacken, und alles hat genau die richtige Größe, um dort in die Kiste hineinzupassen.
Und fühlen Sie nun, ob wirklich alles in der Kiste ist, was Sie dort hineinpacken möchten, lassen Sie nichts aus ...
Und wenn Sie nun sicher sind, alles Wichtige ist nun in der Kiste ... dann klappen Sie den Deckel zu, ganz fest zu und nehmen das große Vorhängeschloss, das an der Kiste hängt ... und schließen damit die Kiste fest zu.

Den Schlüssel können Sie nun in die Tasche stecken, um ihn später wieder hervorzuholen oder einfach zu verlieren ... Vielleicht ist es Ihnen aber auch lieber, ihn schon jetzt wegzuwerfen, in einen Bach oder See ...

Nun schauen Sie zu Ihrer linken Seite, Sie sehen dort einen großen Ballon, an einer dicken Schnur ...

Der Ballon ist am Boden befestigt und zieht kräftig an der Schnur. Sie fassen die Schnur an und merken den kräftigen Zug. ... Dann binden Sie das freie Ende um die Kiste ... ganz fest und sicher, dass es wirklich hält. Und wenn Sie nun der Ansicht sind, es ist gut so, dann lösen Sie die Befestigung im Boden ... es gibt einen kurzen Ruck, und der Ballon zieht langsam die Kiste nach oben ... sie steigt langsam immer höher ... und höher, Sie verfolgen den Flug des Ballons, der immer höher steigt und höher, immer höher in den Himmel ... und er fängt an kleiner zu werden und kleiner ... bald ist er nur noch ein kleiner Punkt am Himmel, und er wird kleiner und verschwindet ganz.

Und Sie sind auf der Wiese und fühlen sich erleichtert, freier und genießen es, so erleichtert zu sein.

Und wenn Sie nun gleich in den Alltag zurückkommen, dann können Sie die Kiste weit weg und verschlossen lassen.

Kommen Sie nun mit Ihrer Vorstellung hier in den Raum zurück, Sie wissen nun wieder, wo Sie sind, welcher Tag heute ist und können all die Ruhe und Entspannung mit in den Alltag nehmen, und immer wenn Sie diese Übung machen, können Sie etwas ablegen und sich ganz allmählich immer wohler fühlen. Sie fangen nun an, sich zu bewegen, und bewegen sich immer mehr und mehr und räkeln sich und strecken sich, sodass Sie wieder ganz wach werden, und dann können Sie langsam die Augen öffnen und sind wieder ganz wach und frisch.

Anhang 5: Phantasiereise »Waldspaziergang«

(entnommen aus: Bongartz, W. u. Bongartz, B., 1998)

<u>Vorbereitung</u>: Entspannungsinduktion nach freier Wahl

»Sich vom Alltag zurückzuziehen, einmal wirklich zur Ruhe zu kommen, ist für viele Menschen mit einem Hinauskommen in die Natur verbunden, wo man einmal wirklich mit sich allein sein kann, wie etwa bei einem Spaziergang im Wald. Im Wald zu sein und ihn auch deutlich zu erfahren und wahrzunehmen, ist dann oft eine einfache, aber doch wichtige Möglichkeit, den Alltag einfach zurückzulassen und sich von ihm völlig zu befreien. Und oft wird diese Phase des Übergangs zu einer inneren Zurückgezogenheit eingeleitet durch ruhiger und ruhiger werdende Bewegungen der Gliedmaßen des Körpers. Wer hat nicht schon beim Spaziergang über einen Waldweg erlebt, wie plötzlich Arme und Beine gelöster und freier scheinen und dabei einen eigenen Rhythmus gefunden, der nicht mehr von außen bestimmt ist, sondern sich frei dem natürlichen Rhythmus des Waldes anpasst ... eine Gelöstheit in den eigenen freien, ruhigen Bewegungen finden ... *Pause* ...

Und es dauert dann nicht lange, bis der Rhythmus der Atmung, der ruhiger werden kann, sich mit dem Rhythmus der ruhigen Bewegungen von Armen und Beinen verbindet, wobei sich dann eine Gesamtheit bildet von beginnender Ruhe und sich vertiefender Gelöstheit, die den ganzen Körper durchströmt; Ruhe und Gelassenheit, die den ganzen Körper erfasst. Und die Bewegung kann von einem inneren Zur-Ruhe-Kommen begleitet sein ... mit Ruhe in den Schultern, den Armen und im Oberkörper, und einer Ruhe und entspannten Schwere oder Gelöstheit in den Oberbeinen, den Waden bis in die Füße hinein. Und dabei die eigene Mitte zu finden, die man vielleicht deutlich und konzentriert im Magen spüren kann, kann zu einer großen Ge-

---

lassenheit führen ... zu einer tiefen Gelöstheit und Gelassenheit. Und für manche ist diese Erfahrung begleitet vom typischen Geruch des Waldes. Für die einen sind es eher die Tannen mit ihrem Harz, die diesen typischen Geruch verbreiten, den man beim tiefen Einatmen dann als eine Frische erlebt. Für andere mag es eher das feuchte Laub sein oder der Geruch des Waldbodens, der so intensiv werden kann, dass das Einatmen geradezu das Erleben vermittelt, von vielen lebendigen Wesen umgeben zu sein, den Bäumen, Sträuchern, Gräsern und Blättern, die ebenfalls zu atmen scheinen und dabei frei und gelöst sind ... wobei erfahren werden kann, dass diese Einsamkeit eigentlich nicht bedeutet alleine zu sein, sondern dazu zu gehören und im Einklang mit der Natur zu atmen und zu leben ... gelöst und entspannt atmen ... völlig entspannt ... voll innerer Ruhe und Gelassenheit ... gerade beim Ausatmen noch mehr eintauchen in eine große Ruhe ...

Und unter mächtigen Laubbäumen sich Zeit zu nehmen, einmal hochzuschauen, gerade dann, wenn die Sonne durch die Blätter scheint, lässt die Vielfalt des Grüns aufscheinen. Von einem hellen zarten Grün bis hin zu einem tief dunklen Grün. Und bei der vielfachen Überlagerung der Blätter ergibt sich ein natürlicher, lebendiger Mosaikteppich aus unterschiedlichsten Grüntupfen ... Gerade Grün hat etwas Beruhigendes, Sicheres, und wenn der Wind von oben durch die Bäume geht, werden sich bewegende, lebendige Farbteppiche sichtbar, die sich genießerisch sanft vom Wind hin- und her wiegen lassen ... hin und her ... *Pause* ... und alle diese Blätter sind lebendig und geben Sauerstoff. Jetzt mit geschlossenen Augen diese saubere, frische Luft tief einzuatmen, lässt ahnen, wieviel Lebendigkeit, wieviel Leben hier ist, und beim Ausatmen dann spüren, wie – begleitet von diesem vielfältigen Leben – eine tiefe Gelöstheit und Ruhe sich einstellt. Eine große Entspannung im Magen und hinunter in die Beine bis in die Füße hinein. ... *Pause* ...

→

Und wenn dann der Wind durch die Zweige weht, beginnen diese vielen Blätter geradezu zu reden, zu wispern, zu flüstern. Und auf dieses feine Rauschen zu achten, lädt dazu ein, ins Träumen zu kommen und teilzuhaben an diesem Gespräch der Natur und sich frei zu fühlen, sich wohl zu fühlen und sich zu öffnen für die gewisperten Botschaften, die vielleicht dazu einladen, Arme, Beine und den Oberkörper mit Ruhe aufgefüllt zu erleben ... die Ruhe und Gelöstheit im Zentrum des Körpers vertieft zu spüren ... Gelöstheit und Ruhe zu erfahren ... *Pause* ...

Oft haben die vorgegebenen Wege, die durch den Wald führen, einen harten Boden, was mit der Zeit ermüdet. Aber das spontane Verlassen des geraden, vorgeschriebenen Weges und dann das vertrauensvolle Eintreten in das Dunkle des Waldes führt dazu, frei einen eigenen Weg zu suchen ... einen eigenen Weg suchen, um dann zu spüren, wie weich und federnd sich der Waldboden mit seinem besonderen Geruch nun anfühlt ... *Pause* ... und der Boden lädt dazu ein, sich niederzulassen, sich vielleicht unter einen großen Baum zu setzen, um dann den in sich ruhenden Stamm des Baumes beim Anlehnen zu spüren ..., der Halt gibt nach dem Gehen. Und kann dieses erlebte Gehaltenwerden es nicht ermöglichen, sich beim Zurücklehnen völlig zu lösen und dabei zu spüren, wie trotz der Gelöstheit geradezu der Rücken gestärkt ist? Und die starken Äste können dann wie die Arme eines Freundes sein, die schützend über einen gehalten werden, was der gelösten Entspannung des Körpers etwas Schützendes und Sicheres verleiht ... *Pause* ... und dabei kann ein Empfinden dafür auftreten, wie fest und tief die Bäume im Boden verwurzelt sind ... auch wenn diese Wurzeln unter dem Waldboden verborgen sind ... der Bäume, die schon vielen Stürmen und Bedrohungen standgehalten haben ... sie halten den Bedrohungen stand, sie lassen sich nicht beugen und sind dabei fest in sich selbst verankert ... *Pause* ...

Und beim Gesang und Zwitschern der Vögel, die hier in der Ruhe des Waldes besonders deutlich zu hören sind, fällt es leicht, eine tiefe Erfahrung von Gelassenheit und Ruhe zu erleben und mehr und mehr in diese Erfahrung einzutauchen, in eine tiefe Ruhe und Gelöstheit ... völlig eintauchen in eine große Gelassenheit und einen inneren Frieden ... Ruhe und Gelassenheit ... *Pause* ... und diese Erfahrung jetzt ist wie ein Fundament, das Ihnen versichert: ›Sie haben in sich ein großes Reservoir an Gelassenheit, auf das Sie zurückgreifen können‹; wie ein Versprechen, das Ihnen sagt: ›Sie haben die Fähigkeit, in eine tiefe Ruhe einzutauchen, auch in belastenden und bedrohlichen Situationen‹.

Gut, und wenn ich nun von drei auf eins zähle, öffnen Sie dann bei eins die Augen oder dann, wenn es Ihnen angenehm ist, sei es vorher oder nachher ... drei ... zwei ... eins.«

Anhang 6: Verzeichnis der Übungen und Arbeitsmaterialien

Übungen

Kapitel 5: Eiswasser-Test 73 f.

Kapitel 7: Eutonie-Übung 98 f.

Kapitel 8: Phantasiereise 109 f.; Schmerzfokussierungsübung 112 ff.

Kapitel 9: Auslösung einer psycho-sozialen Stressreaktion »Der heiße Stuhl« 117 ff.; Mentale Stressprovokation 121 f.

Anhang
Instruktion zur Progressiven Muskelentspannung 192 ff.; Phantasiereise »Baum« 200 ff.; Phantasiereise »Ballon« 204 ff.; Phantasiereise »Waldspaziergang« 208 ff.

Arbeitsmaterialien

Kapitel 5: »Was ist Schmerz« 61 ff.

Kapitel 6: Schmerztagebuch 82 f., 85

Kapitel 7: Selbstbeobachtungsprotokoll für die allgemeine Spannungslage 93; Selbstbeobachtungsprotokoll für situationsabhängige Spannungslagen 95

Kapitel 8: Auffinden aufmerksamkeitslenkender Aktivitäten 105 ff.

Kapitel 9: Begegnung mit einer akuten Schmerzerfahrung 123 ff.; Arbeitsblatt zur Veränderung stresserzeugender Einstellungen 127 f.; Pessimismus erkennen 130; Das ABC gegen Hilflosigkeit 131; Hilfreiche Denkweisen im Umgang mit Ärger 136 f.

Kapitel 11
Arbeitsblatt 1: Übersicht über den Ablauf und die Schritte des Problemlöseprozesses 153
Arbeitsblatt 2: Sammlung und Strukturierung der Probleme 154 f.
Arbeitsblatt 3: Auswahl eines Problems 156
Arbeitsblatt 4: Problem- und Verhaltensanalyse 157
Arbeitsblatt 5: Ableitung von Zielen 160 f.
Arbeitsblatt 6: Ziele 162
Arbeitsblatt 7: Planung von Lösungsschritten – Erklärungen 163
Arbeitsblatt 8: Planung von Lösungsschritten - Übungsblatt 164 f.
Arbeitsblatt: Berechtigte Forderungen stellen – berechtigte Interessen vertreten 168
Arbeitsblatt: Forderungen von anderen ablehnen können – Nein sagen können 169
Arbeitsblatt: Mit Kritik umgehen lernen 170 f.
Arbeitsblatt: Wie man gut streitet 172 f.

Literatur

Bartling, G., Echelmeyer, L., Engberding, M. (1998) *Problemanalyse im therapeutischen Prozess.* Stuttgart: Kohlhammer, Urban Tb.

Basler, H.-D. (1994) *Chronifizierungsprozesse von Rückenschmerzen.* Therapeutische Umschau, 6, 395–402.

Basler, H.-D. (2001) *Chronische Kopf- und Rückenschmerzen. Psychologisches Trainingsprogramm.* Göttingen: Vandenhoeck & Ruprecht.

Basler, H.-D., Kröner-Herwig, B. (1998) *Psychologische Therapie bei Kopf- und Rückenschmerzen.* München: Quintessenz.

Bigos, S. J., Battié, M. C., Spengler, D. M. et al. (1991) *A prospective study of work perceptions and psychosocial factors affecting the report oft back injury.* Spine, 16, 1–6.

Birbaumer, N. (1984) *Psychologische Analyse und Behandlung von Schmerzzuständen.* In: Zimmermann, M., Handwerker, H. O. (Hrsg.) Schmerz – Konzepte und ärztliches Handeln. Berlin: Springer, 124–153.

Bischoff, C., von Pein, A., Rommel, C., Schultze, H., Wipplinger, W. (1999) *Die psychoedukative Schmerzbewältigungsgruppe.* Praxis der Klinischen Verhaltensmedizin und Rehabilitation, 48, 40–46.

Bongartz, W., Bongartz, B. (1998) *Hypnosetherapie.* Göttingen: Hogrefe.

Brickenkamp, R. (2002) *Aufmerksamkeits-Belastungs-Test* (d 2). Göttingen: Hogrefe.

Brügger, A. (1990) *Gesunde Körperhaltung im Alltag.* Zürich.

Caspar, R. (1996) *Beziehungen und Probleme verstehen. Eine Einführung in die psychotherapeutische Plananalyse.* Bern: Huber.

DHS (Deutsche Hauptstelle gegen die Suchtgefahren) (1991) *Medikamentenabhängigkeit. Eine Information für Ärzte.* Hamm: Achenbach-Druck.

Dilling, H., Mombour, W., Schmidt, M. H. (Hrsg.) (1993) *Internationale Klassifikation psychischer Störungen.* ICD-10 Kapitel V(F). Bern: Huber.

Dillmann, U., Nilges, P., Saile, H., Gerbershagen, H. U. (1994) *Behinderungseinschätzung bei chronischen Schmerzpatienten.* Schmerz, 8, 110–112.

Düker, H., Lienert, G. A. (2001) *Konzentrations-Leistungs-Test (KLT-R) – Revidierte Fassung.* Göttingen: Hogrefe.

Elsesser, K., Sartory, G. (2001) *Medikamentenabhängigkeit.* Göttingen: Hogrefe.

Fiedler, P. (2001) *Verhaltenstherapie in und mit Gruppen.* In: Tschuschke, V. (Hrsg.) Praxis der Gruppenpsychotherapie. Stuttgart: Thieme, 343–348.

Fliegel, S., Groeger, W., Künzel, R., Schulte, D., Sorgatz, H. (1993) *Verhaltenstherapeutische Standardmethoden.* München: Psychologie-Verlags-Union.

Flor, H. (1991) *Psychobiologie des Schmerzes.* Bern: Huber.

Flor, H., Rudy, T. E., Birbaumer, N., Streit, B., Schugens, M. M. (1990) *Zur Anwendung des West-Haven-Yale Multidimensional Pain Inventoy im deutschen Sprachraum*. Daten zur Reliabilität und Validität des MPI-D. Schmerz, 4, 82–87.

Flor, H., Heimerdinger, K. (1992) *Erfassung des Schmerzverhaltens*. In: Geissner, E., Jungnitsch, G. (Hrsg.) Psychologie des Schmerzes. Weinheim: PVU.

Geissner, E. (1996) *Die Schmerzempfindungsskala (SES)*. Göttingen: Hogrefe.

Geissner, E. (2001) *Fragebogen zur Erfassung der Schmerzverarbeitung (FESV)*. Göttingen: Hogrefe.

Gerber, W.-D. (1994) *Schmerzzustände*. In: Petermann, F., Vaitl, D. (Hrsg.) Handbuch der Entspannungsverfahren, Bd. 2. Weinheim: Beltz, PVU, 74–89.

Glaeske, G. (1999) *Schmerzmittelkonsum 1996 in der Bundesrepublik Deutschland*. In: Hoefert, H.-W., Kröner-Herwig, B. (Hrsg.) Schmerzbehandlung – Psychologische und medikamentöse Interventionen. München: Ernst Reinhardt Verlag, 138–149.

Glaeske, G. (2001) *Psychotrope und andere Arzneimittel mit Missbrauchs- und Abhängigkeitspotential*. In: DHS (Hrsg.) Jahrbuch Sucht 2002. Geesthacht: Neuland, 63–76.

Glier, B., Kröner-Herwig, B., Denecke, H., Klinger, R., Nilges, P., Redegeld, M., Weiß, L. (1996) *Qualitätssicherung in der psychologischen Schmerzdiagnostik*. Praxis der Klinischen Verhaltensmedizin und Rehabilitation, 35, 166–170.

Glier, B., Finger, E. (1999) *Chronische Schmerzstörung im Kieferbereich: Die Kombination von ambulanten und stationären Maßnahmen*. In: Kröner-Herwig, B., Franz, G., Geissner, E. (Hrsg.) Praxisfeld Schmerztherapie. Stuttgart: Thieme, 52–65.

Glier, B., Rodewig, K. (2001a) *Methoden-integrative Gruppenpsychotherapie in der stationären Rehabilitation*. Psychotherapie im Dialog, 1, 71–77.

Glier, B., Rodewig, K. (2001b) *Integration verhaltenstherapeutischer und tiefenpsychologisch orientierter Gruppenpsychotherapie*. In: Tschuschke, V. (Hrsg.) Praxis der Gruppenpsychotherapie. Stuttgart: Thieme, 349–354.

Glier, B., Rodewig, K. (2001c) *Auf dem Weg zu einer Integration verhaltenstherapeutischer und tiefenpsychologischer Psychotherapiemethoden in der stationären psychosomatischen Rehabilitation*. In: Dohrenbusch, R., Kaspers, F. (Hrsg.) Fortschritte der Klinischen Psychologie und Verhaltensmedizin. Lengerich: Pabst, 241–263.

Gröninger, S., Stade-Gröninger, J. (1996) *Progressive Relaxation*. Stuttgart: Pfeiffer bei Klett-Cotta.

Haag, G. (1985) *Psychologische Aspekte der Arzneimittelabhängigkeit*. Nervenheilkunde, 4, 184–187.

Hasenbring, M. (1992) *Chronifizierung bandscheibenbedingter Schmerzen*. Stuttgart: Schattauer.

Hasenbring, M. (1994) *Kieler Schmerzverarbeitungs-Inventar (KSI)*. Bern: Huber.

Hasenbring, M., Pfingsten, M. (2007) *Psychologische Mechanismen der Chronifizierung – Konsequenzen für die Prävention*. In: Kröner-Herwig, B., Frettlöh, J., Klinger, R., Nilges, P. (Hrsg.). Schmerzpsychotherapie. Berlin: Springer, 103–122.

Hasenbring, M., Hallner, D., Klasen, B. (2001) *Psychologische Mechanismen im Prozess der Schmerzchronifizierung*. Schmerz, 15, 442–447.

Hautzinger, M., Bailer, M. (1995) *Allgemeine Depressionsskala (ADS)*. Weinheim: Beltz.

Jensen, M. P., Turner, J. A., Romano, J. M. (1994) *What is the maximum number of levels need in pain intensity measurement?* Pain, 58, 387.

Kanfer, F. H., Reinecker, H., Schmelzer, D. (1996) *Selbstmanagement-Therapie*. Berlin: Springer.

Keeser, W., Pöppel, E., Mitterhusen, P. (Hrsg.) (1982) *Schmerz*. München: Urban & Schwarzenberg.

Kielholz, P., Ladewig, D. (1972) *Die Drogenabhängigkeit des modernen Menschen*. München: Lehmann.

Köhler, H. (1982) *Psychologische Schmerzbewältigung bei chronischer Polyarthritis*. Eine empirische Untersuchung. Unveröff. Dissertation, Universität Tübingen.

Kröner-Herwig, B., Greis, R., Schilkowsky, G. (1993) *Kausal- und Kontrollattributionen bei chronischen Schmerzpatienten. Entwicklung und Evaluation eines Inventars (KAUKON)*. Diagnostica, 39, 120.

Kröner-Herwig, B., Denecke, H., Glier, B., Klinger, R., Nilges, P., Redegeld, M., Weiß, L. (1996) *Qualitätssicherung in der Therapie chronischer Schmerzes. Ergebnisse einer Arbeitsgruppe der Deutschen Gesellschaft zum Studium des Schmerzes (DGSS) zur psychologischen Diagnostik*. Schmerz, 10, 47–52.

Kröner-Herwig, B. (1999) *Psychosoziale Diagnostik in der Schmerztherapie*. In: Basler, H.-D., Franz, C., Kröner-Herwig, B., Rehfisch, H.-P., Seemann, H. (Hrsg.) Psychologische Schmerztherapie. Berlin: Springer, 247–262.

Kröner-Herwig, B., Hoefert, H.-W. (1999) *Zum Stand der Schmerzbehandlung in Deutschland*. In: Hoefert, H.-W., Kröner-Herwig, B. (Hrsg.) Schmerzbehandlung – Psychologische und medikamentöse Interventionen. München: Ernst Reinhardt Verlag, 7–21.

Lang, P. J. (1979) *A bio-informational theory of emotional imagery*. Psychophysiology, 16, 495–512.

Lazarus, R. S., Launier, R. (1978) *Stress-related transactions between the person and the environment*. In: Pervin, L. A., Lewis, M. (Eds.) Perspective in interactional psychology. New York: Plenum, 278–327.

Petermann, F., Vaitl, D. (Hrsg.) (1994) *Handbuch der Entspannungsverfahren. Band 2: Anwendungen*. Weinheim: Beltz, PVU.

Pfingsten, M., Leibing, E., Franz, C., Bansemer, D., Busch, O., Hildebrandt, J. (1997) *»Fear-avoidance-beliefs« bei Patienten mit Rückenschmerzen*. Schmerz, 6, 387–395.

Pollard, C. A. (1984) *Preliminary validity study of the Pain Disability Index.* Perception and mot. Skills, 59, 974.

Raspe, H., Kohlmann, T. (1993) *Rückenschmerzen – eine Epidemie unserer Tage?* Deutsches Ärzteblatt, 90, 2920–2925.

Raspe, H., Kohlmann, T. (1998) *Die aktuelle Rückenschmerz-Epidemie.* In: Pfingsten, M., Hildebrandt, J. (Hrsg.) Chronischer Rückenschmerz – Wege aus dem Dilemma. Bern: Huber, 20–33.

Redegeld, M., Weiß, L., Denecke, H., Glier, B., Klinger, R., Kröner-Herwig, B., Nilges, P. (1995) *Qualitätssicherung in der Therapie chronischen Schmerzes. II. Verfahren zur Erfassung des Schmerzerlebens. III. Verfahren zur Erfassung des Schmerzverhaltens. IV. Verfahren zur Erfassung der Schmerzintensität und Schmerztagebücher.* Schmerz, 9, 151–158.

Rehfisch, H.-P., Basler, H.-D., Seemann, H. (1989) *Psychologische Schmerztherapie bei Rheuma.* Berlin: Springer.

Rehfisch, H.-P., Basler, H.-D. (2007[6]) *Entspannung und Imagination.* In: Kröner-Herwig, B., Frettlöh, J., Klinger, R., Nilges, P. (Hrsg.). Schmerzpsychotherapie. Berlin: Springer, 551–564.

Saile, H., Dillmann, U. (1991) *Zur Überprüfung des Circumplex Modells: Familiäre Adaptabilität und Kohäsion bei chronischen Schmerzpatienten.* System Familie, 4, 223–235.

Seemann, H. (2009[7]) *Freundschaft mit dem eigenen Körper schließen.* Stuttgart: Klett-Cotta.

Sturm, J., Zielke, M. (1988) *Chronisches Krankheitsverhalten – Die klinische Entwicklung eines neuen Krankheitsparadigmas.* Praxis der Klinischen Verhaltensmedizin und Rehabilitation, 1, 17–27.

Techniker Krankenkasse (1995) (Hrsg.) *Der Schmerz – Broschüre aus der TK-Schriftenreihe zur gesundheitsbewussten Lebensführung.* Hamburg.

Vaitl, D., Petermann, F. (Hrsg.) (1994) *Handbuch der Entspannungsverfahren. Band 1: Grundlagen und Methoden.* Weinheim: Beltz, PVU.

Waddell, G., Newton, M., Henderson, I., Somerville, D., Main, C. J. (1993) *A fear-avoidance beliefs questionnaire (FABQ) and the role of fear-avoidance beliefs in chronic low-back pain and disability.* Pain, 52, 157–168.

Willweber-Strumpf, A. (1993) *Missbrauch, Abhängigkeit.* In: Zenz, M., Jurna, I. (Hrsg.) Lehrbuch der Schmerztherapie. Stuttgart: Wissenschaftliche Verlagsgesellschaft, 513–520.

von Zerssen, D. (1975) *Die Beschwerdenliste (B-L).* Weinheim: Beltz.

Zimmermann, M. (2007) *Physiologie von Nozizeption und Schmerz.* In: Kröner-Herwig, B., Frettlöh, J., Klinger, R., Nilges, P. (Hrsg.). Schmerzpsychotherapie. Berlin: Springer, 21–62.